本草飲食01

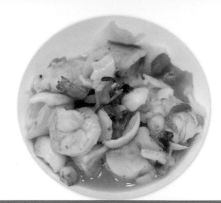
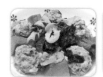

您從未吃過的創意美味藥膳

絜式獨創 56 道

內附執業中藥不可不知藥膳配方 23 首

臺中市藥師公會 中藥發展委員會主委

王儀絜 藥師 著

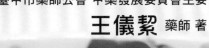
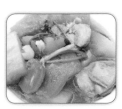
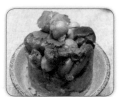
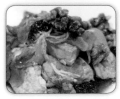
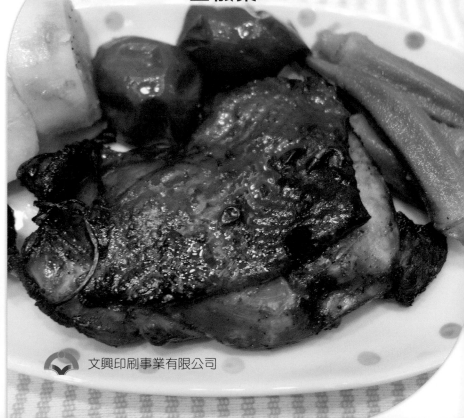

文興印刷事業有限公司

緣起

作者序

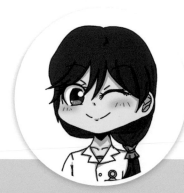

　　說到藥膳，不知道出現在大家心中的畫面，是否跟儀絜小時候的印象一樣，就是聞起來有濃濃中藥味且看起來烏漆嘛黑的湯品？！

　　在偶然的機會中，看到不挑食的外甥女，竟然拒吃有中藥味且黑黑的藥膳湯，讓我聯想起有些家長也曾反應家中的孩童對中藥飲食的排斥。

　　中藥是咱們老祖先流傳幾千年的智慧結晶，除了治病還有調理的功效。怎麼做才能讓道地的中藥藥膳，除了有保健療效外，還能嚐起來是美味可口的呢？幾經思索後，我決定自我充實，期盼能夠真正做出一道道美味且養生的藥膳料理。

　　從連菜刀都不知怎麼拿的生手，到考上中餐丙級技術士；從走進廚房開始研究烹煮藥膳，到走入人群分享美味藥膳，轉眼間已數年的光景，期間發表了不少的藥膳文章，也得到了許許多多的迴響，最後接受了師長們的建議，才有本書的完成。

　　本書針對不同年齡的族群、四季…等主題，分別設計不同的養生藥膳，並且適時的加入當令食材，除了大家熟

媽媽養生藥膳　簡單料理慰勞自己

圖‧文／王儀絜

媽媽吃的健康且營養，才有好體力，可以照顧家人！建議媽媽們不妨自製幾道簡單養生藥膳，慰勞自己一下。

● 百合山藥鮮蚵粥

● 藥食材：百合、山藥、鮮蚵仔、海帶芽、枸杞、芹菜、生薑、冷飯和鹽巴。

● 步驟：

1 將上述藥食材（除冷飯外）洗淨，山藥去皮切丁，生薑切末，芹菜切末備用。

2 將除了芹菜末之外的食材放進燜燒罐裡，加入100℃的開水要蓋過食材，上下稍微搖動一下，儘量讓食材都均勻受熱，溫杯約1-2分鐘後將水倒掉。

3 再次將100℃或滾煮沸的開水加入罐子裡，蓋過食材，但不要超過罐的溝水線，關緊蓋子，放置1-1.5小時即可，上桌前加入芹菜末稍微攪拌一下即可食用。

● 功效：「百合」性味甘平，可潤肺寧心；「山藥」性味甘，可滋養強壯；「海帶芽」含鈣、碘及其他微量元素等；「蚵」含蛋白質、維生素、礦物質、單元不飽和脂肪酸；「枸杞」性味甘平，可清肝明目、益氣養陰；「生薑」性味辛溫，可除濕、溫胃；芹菜含有膳食纖維、β胡蘿蔔素、維生素A、C、鈉、鈣、鐵等營養。

● 小叮嚀：此道藥膳考量為媽媽料理，故利用生薑取代米酒去腥、提鮮味；海帶芽已含鹽分，請自行斟酌鹽巴用量；初次料理者建議使用家中的冷飯較易上手。

● 藥膳滷荷葉豬肉

● 藥食材：當歸、黃耆、荷葉、霍山石斛、八角茴香、帶皮五花肉、米酒、冰糖、醬油。

● 步驟：

1 將上述藥材洗淨，先放入電鍋內鍋泡溫開水靜置30分鐘（做為藥膳滷汁湯底使用），荷葉洗淨用溫水泡軟備用，五花肉稍微汆洗。

2 五花肉切塊，將荷葉以適合大小做剪裁後，再利用荷葉纏或包裹肉串的粽子固定後，放入電鍋內鍋中。

3 電鍋外鍋加入3杯水燉煮至開關跳起來，再燜5分鐘即可起鍋食用。

● 功效：「當歸」性味甘辛苦平，可潤腸胃，養血生肌；「黃耆」性味甘溫，可益衛固表，補氣；「荷葉」性味苦平，可清熱解暑，改善脾虛腹瀉；「霍山石斛」性味甘平，可生津止渴、清虛熱；「八角茴香」性味辛甘溫，可芳香健胃、理氣止痛；「豬肉」含蛋白質、鐵質。

● 小叮嚀：五花肉也可以先醃製靜置30分鐘後，再包荷葉，讓其更入味，此道藥膳所使用的黃耆為白皮書（即北耆）。

（作者為台中市李德茂中醫診所藥師）

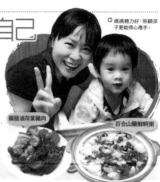

媽媽體力好，照顧孩子更能得心應手。

藥膳滷荷葉豬肉

百合山藥鮮蚵粥

悉的湯品，儀絜還利用煎、煮、蒸、滷…等各種料理手法，讓藥膳呈現不同的風貌，希望能讓大家吃得健康，也品嚐到獨創美味的養生藥膳料理。

　　在此特別感謝中國醫藥大學藥學院林文川院長、中華民國藥師公會全國聯合會古博仁理事長、臺中市藥師公會李淑玲理事長、臺灣基層健保特約藥局全國協會呂茂浪理事長、李德茂中醫診所李德茂院長聯合推薦本書，也謝謝廖容綺營養師幫忙整理書中的營養成分表格。最後謝謝我最親愛的家人及好友們的鼓勵及支持，讓常常自稱煮飯咩的儀絜，在推展養生藥膳料理這個領域上，能有所成長，也希望藉由這本書能將"選擇適合自己的藥膳，就能吃得健康美味"的觀念傳遞給讀者。在此謝謝讀者們的支持，也祝您們一切順心如意。

　　　　　　　　　　　　　　　　　　　藥師

　　　　　　　　　　　　　　2017 年 7 月 1 日

林文川院長序

　　中國醫藥大學是以中醫藥教育為本的醫學大學，自民國 47 年成立以來，便有藥學系的設置，多年來藥學系已培育超過 8000 位藥師，這些系友在社會各個角落都有非常傑出的表現，這也是母校（母系）之光。在當前臺灣社會正面臨「中藥執業」傳承斷層危機時，本學院藥學系系友的社會責任應該更加重大，而中國醫藥大學藥學系也於 105 學年度開始依學生的興趣，以教學模組方式實行分組教學，其中也包含了「中藥執業模組」，期待更強化中藥的紮根教育。

　　王儀絜藥師為本校藥學系系友，其自執業以來，即從事中醫藥的工作，對於中藥之知識及臨床應用相當熟悉，她將專業知識化為筆墨，經常撰寫「藥膳」相關文章發表，以食會友，希望民眾能從飲食中獲得保健需求，其中不乏「獨創」的藥膳配方，讓讀者們能從可口美味的飲食中，樂於享受美食所帶來的健康。

　　今逢本校（系）創立 60 週年紀念，系友們各自以自己的方式來慶祝母校（母系）的一甲子大壽，儀絜藥師的大作付梓恰逢吉時，本人榮幸能搶先閱其初稿，內容圖文並茂，文字介紹深入淺出，是一本相當值得推薦的優良讀物，定能嘉惠全民。成書即將問世，吾樂於為序。

中國醫藥大學藥學院院長

林文川 謹誌

2017 年 6 月 25 日

　　藥師是管理藥物的專家,藥物包含了中藥及西藥,而中藥的起源更是人類為了生存的實踐歷程,原始時代先民們為了充饑果腹,無意間發現了可治病的藥草。基於藥食同源的概念,當前藥師欲推廣中藥的保健功能,自當由藥膳出發,以為臺灣民眾的用藥安全把關。從醫藥學的教育角度考量,藥師重視藥物的副作用評估,更能掌握中藥與西藥、藥物與食物之間的交互影響關係,例如:人參補氣,白蘿蔔散氣,兩者就不適合一起使用,以免功效相抵。所以,藉由藥師的專業知識方能為民眾用藥安全做最正確的把關。

　　王儀絜藥師是現任臺中市藥師公會中藥發展委員會主委,自其接任主委職務以來,致力於推動藥師執行中藥業務,除了辦理精彩的中藥實務持續教育課程,也帶著團隊編輯出版多種執行中藥業務的推廣摺頁。今年更提出「藥師藥膳」的構思,結合「安心藥材」理念,期待從藥師的執業把關能帶給民眾「吃得安心」。儀絜主委也是自由時報的藥膳專欄作家,她更於今年 9 月和中國醫藥大學李昭瑩副教授、黃世勳副教授一起編輯出版《藥膳學》教科書,更把「安心藥膳」的概念編入該書的其中一章節,相信在藥師推動「藥師藥膳」時,該書將是重要的參考工具書。

　　本人看到儀絜主委的努力用心,從專業藥師到民眾朋友,從大學推廣教育中心課程到社區宣導,努力推廣正確的中藥養生概念,堪稱藥界典範。今其不吝將創意藥膳寫於書本分享給大眾,堅信藥膳可藉由藥師專業素養,變得讓其不僅養生且美味可口。本人有幸能搶先閱其大作初稿,內容圖文並茂,文字深入淺出,是一本值得廣為流傳之佳作,定能嘉惠全民。本書也是儀絜主委的第一部著作,出版在即,為賀初試啼聲,樂為之序。

中華民國藥師公會全國聯合會理事長

古博仁 謹誌

2017 年 6 月 25 日

李淑玲理事長序

「藥食同源」
專業藥師的健康撇步

　　認識儀絜藥師，已不下十個年頭，笑臉迎人的她，常年熱心參與對民眾所做的「中藥用藥安全宣導」工作，期盼貢獻一己之力讓民眾能了解中藥也是藥的嚴重性。因此，去年本人榮任臺中市藥師公會第 30 屆理事長，特別力邀王儀絜藥師，擔任本屆中藥發展委員會主委一職，希望能藉由她的專業知識、熱心積極的態度，帶領著她的團隊夥伴們，為全民推展中藥發展而努力。

　　近年來儀絜主委更將中藥的專業知識帶入日常飲食中，積極地在社區推廣「藥食同源」的膳食藥理觀念。例如我們平常食用的九層塔，不僅僅只是餐桌上加強香味的香料食材，也是兒童用在轉大人時會運用的藥材之一。讓讀者深切了解到藥師不只是懂中藥而已，也能善用『藥食』將之帶入料理，這樣民眾不僅能吃得到美味豐富的食物，又能保健養生顧健康。

　　而這本書，不僅有儀絜主委根據臺灣時令的養生創意藥膳外，更利用當令食材的特性，將中藥的四性五味運用得淋漓盡致，讓讀者不必麻煩張羅採買，就能將營養一次補足。本書同時也收集許多藥師執業中常見的藥膳配方，內容包羅層面多元性，非常值得跟各位先進來分享推薦。

臺中市藥師公會理事長

李淑玲 謹誌

2017 年 6 月 25 日

6

呂茂浪理事長序

　　「藥即是毒」，藥物服用正確對身體有幫助就是藥，服用不正確對身體有害就是毒；尤其是中藥有五味（酸、苦、甘、辛、鹹）、四氣（寒、熱、溫、涼），必須依個人體質的不同（熱、寒、實、虛），用不同的藥物來達成治癒疾病的目的。

　　進補也要根據個人體質的需求來選擇，不可隨便亂補，尤其是中藥藥補，更要注意，因為服用不當，不但對身體無益，反而會傷害到身體。

　　藥膳進補，要適得其所，不能因為對身體有幫助，而不知節制。進補除了要適合個人體質外，還要注意季節和地區環境的不同。

　　臺中市藥師公會中藥發展委員會主委王儀絜藥師，精心整理數十帖藥膳，不但能調理身體，促進健康，還兼具美味；書中也教導讀者如何選用安心藥材、安心藥膳，是一本很實用的藥膳參考書。本書內容兼顧專業及科普性，不僅適合醫藥人員的執業參考，更是一般民眾研究藥膳的重要入門書籍。成書即將刊印問世，特作序強力推薦。

臺灣基層健保特約藥局全國協會理事長

呂茂浪 謹誌

2017 年 6 月 25 日

7

李德茂院長序

　　李德茂中醫診所是王儀絜藥師從中國醫藥大學藥學系畢業後，從事藥師生涯的第一份工作，她努力積極學習，樂觀進取，除了專業中藥知識外，也樂意跟患者朋友分享用藥須知及日常保健知識，讓民眾了解中醫藥除了治療疾病外，還有調理身體的功能。

　　為了落實推廣中醫藥多元保健特性的理念，儀絜藥師利用假日學習烹飪課程，並隨即考取中餐丙級技術士證照。近年來，從和患者的互動中，我們觀察到大家對於中醫藥膳的養生概念提升了，我鼓勵儀絜藥師要從說藥膳到真正能做出美味藥膳，從早期的藥師週刊到自由時報（健康醫療版），她認真的跟讀者分享了養生創意藥膳，期待能引領讀者做出既養生又美味的料理。

　　本書所選錄「您從未吃過的創意美味藥膳」，皆是儀絜藥師結合了中醫藥知識並且實際烹調的成果，兼具養生及美味，從人物、四季、節日、時事等主題，以一位執業藥師的專業為出發點，每篇不僅分享美味的養生藥膳料理，也包含簡單的生活衛教，很適合闔家平日養生閱讀，並且實際動手做藥膳。成書即將付梓，相信這絕對是一本值得我推薦的好書。

李德茂中醫診所院長

李德茂　謹誌

2017 年 6 月 20 日

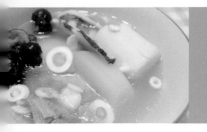
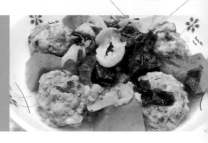

目錄

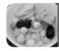 **創意藥膳**

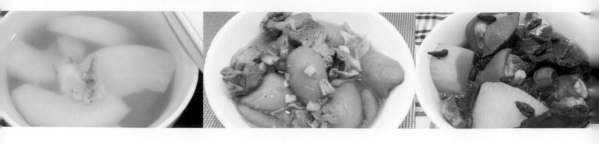

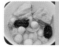

附錄

前言

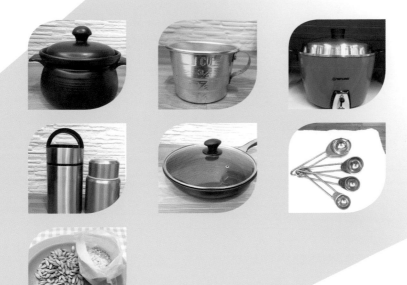

一、淺談中藥養生概念

　　所謂中藥藥膳，通常是利用藥食材經由各種手法完成的料理，期待藉由此食物療法能達到所謂“養生保健”的目地。因此所使用的中藥材，通常會以補益補養藥居多。

　　舉凡具有補益人體氣、血、陰、陽之不足，以增強抗病能力，消除各種虛弱證候作用的藥物，皆稱為補益藥，即對氣虛、血虛、陰虛、陽虛等四類虛證，具有補虛扶弱之作用，因而補益藥，也可稱為補虛藥、補養藥。將常用於養生藥膳的補養補益藥整理如下：

　　※ 補氣藥：性味大多屬甘平或甘溫，增強機體的活動能力，主要用於治療氣虛證，重在補肺、益脾之氣。主治脾氣虛弱和肺氣虛弱等病症。

　　常使用的中藥如下：

編號	藥材名稱	性				味				
		熱	溫	涼	寒	辛	鹹	酸	苦	甘
1	大　棗		∨							∨
2	人　參		∨						微	∨
3	黨　參				平					∨
4	山　藥				平					∨
5	甘　草				平					∨
6	黃　耆		微							∨
7	蜂　蜜				平					∨
8	太子參		∨							∨

　　※ 補血藥：性味大多屬甘平，具有滋陰補血、養血的作用，適應證：面色萎黃、面唇蒼白、頭暈目眩、耳鳴、視力減退、神疲氣短、心悸、失眠、健忘、皮膚乾燥及月經不調、或月經量少。

　　一般氣血兩虛者用補血藥之同時，須配用補氣藥；此外，補血藥性多黏膩，為防止久服多服引起消化不良，可加入健胃（助消化）和中的藥物配伍應用，以免引起脫腹脹滿、消化不良、便溏等症狀。

　　常使用的中藥如下：

編號	藥材名稱	性				味				
		熱	溫	涼	寒	辛	鹹	酸	苦	甘
1	何首烏		微					澀	∨	∨
2	當歸		∨						∨	∨
3	地黃				∨				微	∨
4	龍眼肉				平					∨
5	白芍				微			∨	∨	∨

※ 補陰藥：又稱養陰藥，性味大多甘寒，其經過調節體液代謝，來達到能滋養陰液、清熱、生津、增液通便、潤燥等作用，近年來，有些研究還初步發現某些養陰藥具有降血壓和降膽固醇的作用。看來，前人的經驗在老人常服的補養劑中重視以養陰藥配伍，不是沒有道理的。

常使用的中藥如下：

編號	藥材名稱	性				味				
		熱	溫	涼	寒	辛	鹹	酸	苦	甘
1	黃精				平					∨
2	枸杞子				平					∨
3	南沙參				微				微	∨
4	北沙參				微				微	∨
5	麥門冬				微				微	∨
6	玉竹				微					∨
7	百合				微					∨
8	石斛				微		微			∨

二、料理相關專業術語

本書中，絜式獨創 56 道，每道藥膳料理所述藥食材用量約 2～3 人份（少數幾道則另標示人數，敬請參考），現將本書選錄絜式養生藥膳，所需要用到的容量計算、烹飪時所需使用的鍋具及料理專業術語，整理成表格如下，以方便參考及閱讀。

(1) 絜式料理中所用到的容量換算參考表格：

1T ＝ 1 大匙；1t ＝ 1 小匙
1T ＝ 3t ＝ 15 c.c.
1t ＝ 5 c.c.
1/2t ＝ 2.5 c.c.
1/4t ＝ 1.25c.c
1 量杯 ＝ 16T ＝ 240c.c.
1 錢 ＝ 3.75 公克
1 兩 ＝ 37.5 公克

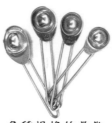

各種規格的量匙

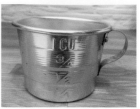

料理使用之標準量杯

儀絜心得分享

因應現代人的生活忙碌，利用料理量匙及量杯方式取代了傳統 c.c. 數算法，這樣可以節省準備調味料時間及沾手的困擾。

(2) 絜式料理中使用的料理專業術語（一）

食材形狀	說　　明
切塊	形狀大概大於 2 公分～ 5 或 6 公分；適合於燉、滷…等藥膳料理。
切丁	較 "塊" 小，適合一般炒、煎…等藥膳料理。
切末	小於 0.5 公分，適合稍微汆燙即食用或配色的藥膳料理。
切段	切成大約 3 ～ 4 公分長度，如蘆筍、芹菜、韭菜。
切條	寬度約 1 公分，適合於燴、煮…等藥膳料理。
切絲	寬度約 0.5 公分，適合蒸或涼拌的藥膳料理。

(3) 絜式料理中使用的料理專業術語（二）

烹飪方法	說　　明
炒	鍋裏放油燒熱，把食材及調味料倒入，用大火快速翻拌至熟。
煎	將食材以少許熱油在鍋中煎熟。

燒	將食材在煎、炒之後,加入水或高湯以小火加熱至入味且食物熟爛。
蒸	將食材放入蒸鍋內,利用水蒸氣的熱力使食物變熟。
醃	將食材洗淨瀝乾放入容器內,以鹽、醬油或糖把食物醃漬入味。
滷	將生或熟的食材放入燒滾的滷汁中,利用小火烹煮至熟且具有特殊香味。
燴	將數種食材分別燙熟,再回鍋一同拌炒或一起續煮後再進行勾芡。
燉	將食材放入鍋中,加適量水及蔥、薑、酒,再以小火慢燉至食物熟軟爛。
煮	將食材放入鍋子,加適量的冷水或熱水煮熟或軟爛。
煨	食材放入鍋內,用小火慢燒到食物熟爛。

(4) 其他絜式料理中使用的料理專業術語:

大火＝武火
小火＝文火

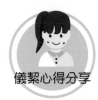

儀絜心得分享

每道不同的藥膳,若能選擇適合的烹飪方法,將是成就美味料理的重要法則。

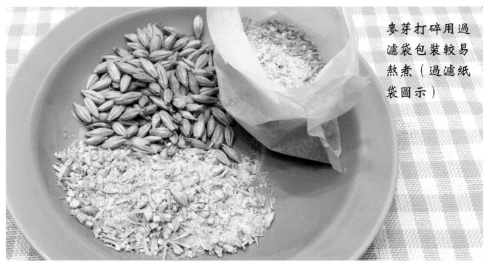

麥芽打碎用過
濾袋包裝較易
熬煮(過濾紙
袋圖示)

15

(5) 絜式藥膳料理常用的鍋具整理：

鍋具材質	優點	附註
陶鍋	不會生鏽、容易洗滌、保溫效果佳、因屬慢火燉煮，料理食材味道容易入味且軟嫩。	瓦斯用量高、若碰撞容易碎裂損壞
電鍋	操作方便簡單、不需要調整火力大小	因利用隔水加熱，為水氣循環蒸散方式，食物的入味效果比陶鍋稍差一些
悶燒罐（鍋）	可攜帶外出、清爽無油煙	食材須事先處理，將其體積變小，以便熱水悶煮時，能讓食材更加熟嫩
平底鍋	食材煎煮時能維持其原貌、減少油量使用	不適合用來燉煮食材

儀絜心得分享

若能善用料理鍋具，將能達到事半功倍的烹煮效果。

創意藥膳

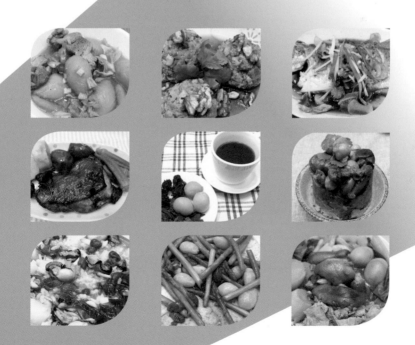

媽媽養生藥膳，
簡單料理慰勞自己

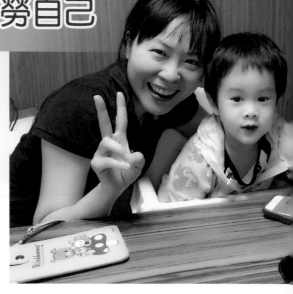

媽媽吃的健康且營養，才有好體力，可以照顧家人！建議媽媽們不妨自製兩道簡單養生藥膳，慰勞自己一下。

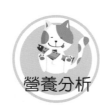

鮮蚵粥·
百合山藥

（一人份）

營養分析

熱量 (Kcal)	 232
總碳水化合 (g)	 49
蛋白質 (g)	.... 7.24
脂肪 (g)	.... 0.7

【藥食材】：百合 2 錢、山藥 20g、蚵仔 20g、海帶芽 5g、枸杞 1 錢、芹菜少許、生薑 3g、冷飯 1/2 碗和鹽巴少許。

【步　驟】：

1. 將上述藥食材（除冷飯外）洗淨，山藥去皮切丁，生薑切末，芹菜切末備用。

2. 將除了芹菜末之外的食材放進燜燒罐裡，加入 100℃ 的開水要蓋過食材，上下稍微搖動一下，儘量讓食材都均勻受熱，溫杯約 1-2 分鐘後將水倒掉。

3. 再次將 100℃或剛煮沸的開水加入罐子裡，蓋過食材，但不要超過罐子的滿水線，關緊蓋子，放置 1-1.5 小時即可，上桌前加入芹菜末稍微攪拌一下即可食用。

【功　效】：照護五臟、補充營養。「百合」性味甘平，可潤肺寧心；「山藥」性味甘，可滋養強壯；「海帶芽」含鈣、碘及其他微量元素；「蚵」含蛋白質、維生素、礦物質、單元不飽和脂肪酸；「枸杞」性味甘平，可清肝明目、益氣潤肺；「生薑」性味辛溫，可除濕、溫胃；芹菜含有膳食纖維、β 胡蘿蔔素、維生素 A、C、鉀、鈣、鐵等營養。

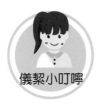

儀絜小叮嚀

此道藥膳考量為燜燒罐料理，故利用生薑取代米酒去腥、提鮮味；海帶芽已含鹽分，請自行斟酌鹽巴用量；初次料理者建議使用家中的冷飯較易上手。

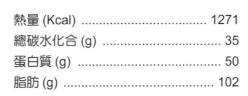

豬肉 藥膳滷荷葉

營養分析

熱量 (Kcal)	1271
總碳水化合 (g)	35
蛋白質 (g)	50
脂肪 (g)	102

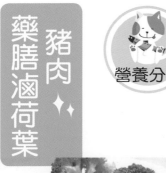

【藥食材】：當歸 3 錢、黃耆 3 錢、荷葉一葉、霍山石斛 3 錢、八角茴香 2 錢、帶皮五花肉 300g、米酒 2T、冰糖 1T、醬油 5T。

【步　驟】：
1. 將上述藥材洗淨，先放入電鍋內鍋泡溫開水靜置 30 分鐘（做為藥膳滷汁湯底使用），荷葉洗淨用溫水泡軟備用，五花肉稍微汆燙。
2. 五花肉切塊，將荷葉以適合包裹豬肉大小做剪裁，再利用牙籤或包肉粽的繩子固定後，放入電鍋內鍋中。
3. 電鍋外鍋加入 3 杯水燉煮至開關跳起來，再燜 5 分鐘即可起鍋食用。

【功　效】：補足氣血、養顏美容。「當歸」性味甘辛苦溫，可潤腸胃、養血生肌；「黃耆」性味甘溫，可益衛固表、補氣；「荷葉」性味苦平，可清熱解暑、改善脾虛腹脹；「霍山石斛」性味甘平，可生津止渴、清虛熱；「八角茴香」性味辛甘溫，可芳香健胃、理氣止痛；「豬肉」含蛋白質、鐵質。

儀絜小叮嚀

此道藥膳是以方劑「當歸補血湯」為基礎，黃耆、當歸補氣血，讓媽媽有好氣色好體力，用荷葉包肉還能讓肉質有淡淡的葉子香氣；五花肉也可以先醃靜置 30 分鐘後，再包荷葉，讓其更入味，此道藥膳所使用的黃耆為白皮耆（即北耆）。

※ 本文原載於 2017 年 5 月 12 日 自由時報 ‧ 健康醫療版

有趣中藥小常識

荷葉、蓮子、藕為同株植物，而以中藥及料理觀點而言，實屬高經濟價值的藥用植物。

藥材	荷葉	蓮子
別　名	蘧、蓮葉、鮮荷葉	蓮寶、蓮米、藕實、水芝、蓮蓬子、水笠子
來　源	蓮科（Nelumbonaceae）植物蓮 *Nelumbo nucifera* Gaertn. 的乾燥葉	蓮科（Nelumbonaceae）植物蓮 *Nelumbo nucifera* Gaertn. 的乾燥成熟種子
性　味	苦，平	甘、澀，平
功　效	清熱解暑、改善脾虛腹脹	健胃強壯、養心安神

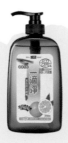

一滴淨洗碗精
陶瓷鍋餐具都含有毛細孔，
更要慎選洗碗精，
用一滴淨洗碗精，
不必擔心。

荷葉

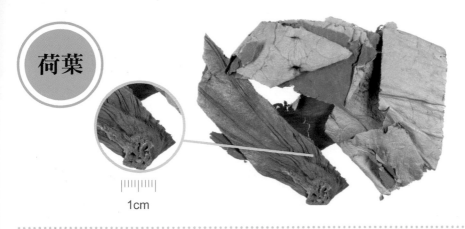

1cm

蓮子

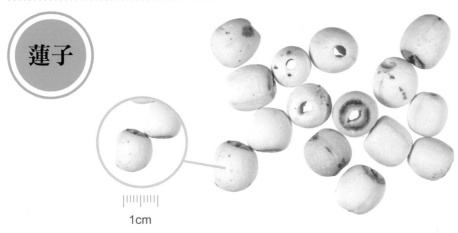

1cm

藥膳小故事

　　「冰糖蓮心羹」是蘇杭一帶當地著名的甜點。相傳此道藥膳的由來，跟絕世美女西施有關。

　　話說西施在范蠡的護送下，前往蘇州，來到了嘉興南湖之際，體質嬌弱的西施怎能耐得住舟旅的勞累，再加上思鄉之苦，終於病倒了。著急的范蠡，重金傳喚大夫診治，煎湯餵藥，但時隔一個月，西施病情仍未起色，且不思茶飯，范蠡心理更是萬分著急。忽然聽見有人叫賣著：「蓮蓬藏蓮子，蓮子藏蓮心，蓮子煮成羹，加上冰糖喝，清熱兼瀉火，補脾又養心。」范蠡一聽，喜出望外，這不是天賜良藥嗎？立即掏錢買下所有蓮蓬。吩咐僕人剝下蓮子加上冰糖熬煮成冰糖蓮心羹，西施吃後胃口漸開，病情也好轉，幾日後就痊癒了。從此，冰糖蓮心羹就成為蘇州、嘉興和杭州等地區，民間的著名甜點。

現代媽媽不簡單，「元氣藥膳」來打氣

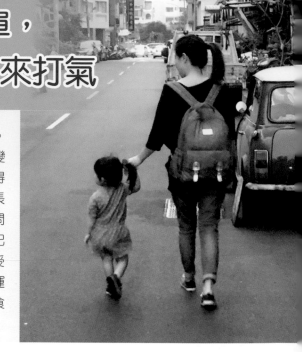

現今媽媽多半扮演全方位的角色。隨著時代的改變，女性的角色從慈母變成全方位媽媽，除了家事外，還可能得外出工作，形成蠟燭兩頭燒的情況，長期下來，很容易忽略自己的身體保養問題。媽媽們除了儘量放慢生活步調，記得養成注意月事週期及情況、定期接受婦科檢查；若家事做累了，可做伸展運動休息一下，當然，也別忘了善用飲食的部分來補充體力。

元氣　美味牛肉

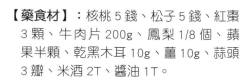

營養分析

熱量 (Kcal)	858
總碳水化合 (g)	64
蛋白質 (g)	51
脂肪 (g)	49

【藥食材】：核桃 5 錢、松子 5 錢、紅棗 3 顆、牛肉片 200g、鳳梨 1/8 個、蘋果半顆、乾黑木耳 10g、薑 10g、蒜頭 3 瓣、米酒 2T、醬油 1T。

【步　驟】：藥食材（除核桃、松子外）都洗淨，黑木耳泡水待膨脹後切小片，鳳梨、蘋果、薑、蒜頭切小片。鍋中加冷油、薑片先炒，再放入鳳梨、蘋果、黑木耳，炒至有微香氣味，加入適量水，轉中小火續煮 3～5 分鐘即可關火，盛放在適當容器中備用。

鍋內再放入冷油及蒜頭，開中大火炒至有香味後，加入牛肉片稍炒，依序加入適量米酒、醬油炒熟，放入上述炒過的鳳梨、蘋果、黑木耳和牛肉片拌勻，即可盛盤。最後放上乾鍋小火炒香的核桃、松子、紅棗，即可上桌。

【功　效】：提昇能量、延緩老化。「核桃」性味甘溫，滋補肝腎、延緩老化；「松子」
　　　　　性味甘溫，可溫胃潤肺、治體虛便秘；「紅棗」性味甘溫，可補氣養血；「牛肉」
　　　　　性味甘溫，可安中補脾、益氣止渴，含蛋白質、胺基酸、鐵、鋅、鈣，以及維生素 A、
　　　　　B 群；「鳳梨」含膳食纖維、β 胡蘿蔔素，以及維生素 B_1、C；「蘋果」含膳食纖維、
　　　　　礦物質，以及維生素 A、B、C；「黑木耳」含蛋白質、鐵，以及維生素 B_2、C。

儀絜小叮嚀

此道料理使用鳳梨入菜，除了取其鮮甜口感外，也因為它含有蛋白酶可以分解蛋白質，可幫助牛肉在人體腸道消化及吸收，而鳳梨雖然為四季水果，但還是會因為季節變換而品種會有所不同，如 4～5 月好吃的品種為台農六號即為蘋果鳳梨（品種產季可參考行政院農業委員會農業知識入口網站）；而肉品部分紅肉（如牛、豬）的血鐵質含量通常優於白肉（如雞、海鮮），建議每個禮拜還是可以適量攝取。

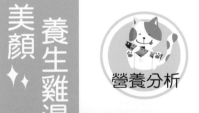

美顏 養生雞湯

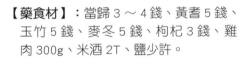

營養分析

熱量 (Kcal)	307
總碳水化合 (g)	14
蛋白質 (g)	42
脂肪 (g)	7.8

【藥食材】：當歸 3～4 錢、黃耆 5 錢、玉竹 5 錢、麥冬 5 錢、枸杞 3 錢、雞肉 300g、米酒 2T、鹽少許。

【步　驟】：將藥材過水瀝乾，雞肉洗淨去皮汆燙，鍋內加入適量水，放入藥食材、加入米酒，大火煮滾後轉小火續煮 30 分鐘，加入適量鹽巴，即可關火上桌。

【功　效】：補充氣血、清心養顏。「當歸」性味甘辛苦溫，可潤腸胃、養血生肌；「黃耆」性味甘溫，可益衛固表、

利水消腫、生肌;「玉竹」性味甘平,可補中益氣、潤心肺、除煩渴;「麥冬」性味甘微苦寒,可清心潤肺、瀉熱除煩、行水生津;「枸杞」性味甘平,可清肝明目、益氣潤肺;「雞肉」性味甘溫,可溫中補虛、含蛋白質及維生素。

儀絜小叮嚀

當歸含精油,有潤腸效果,建議可視腸胃情況斟酌加減。本道料理所列「黃耆」藥材,請務必使用白皮耆(即俗稱的北耆),始具補氣功效,勿誤用成「紅耆」,否則補氣效果差。

※ 本文原載於 2016 年 5 月 8 日自由時報 ‧ 健康醫療版

有趣中藥小常識

黃耆、紅耆之比較

易混淆藥材	黃耆	紅耆
來　　源	豆科 (Leguminosae) 植物膜莢黃耆 *Astragalus membranaceus* (Fisch.) Bge. 的根	豆科 (Leguminosae) 植物多序岩黃耆 *Hedysarum polybotrys* Hand.-Mazz. 的根
性　　味	味甘,性溫	味甘,性微溫
效　　用	益氣升陽、固表止汗、利水消腫、托毒生肌	固表止汗、補氣利尿、托毒斂瘡
品質鑑別	以條粗長,皺紋少,質堅而綿,粉性足,味甜者為佳。	以條粗長,皺紋少,質堅而綿,粉性足,味甜者為佳。
說　　明	黃耆又稱白皮耆、北耆,《神農本草經》將其列為上品藥,依《中華中藥典》所載,其變種植物蒙古黃耆 *A. membranaceus* (Fisch.) Bge. var. *mongholicus* (Bge.) Hsiao 亦屬正品來源。	黃耆的混淆品為紅耆,而紅耆即為歷代本草文獻中談論黃耆時所提到的「赤水耆」、「赤色者」,其於中國大陸西北地區應用歷史悠久,臺灣中藥市場則習稱「晉耆」,但兩者的原植物不同屬,一般認為應分別使用,現多數相關文獻已將紅耆單獨列為一條。

黃耆 嚼之微甜

■ 表皮呈淡黃棕色至深褐色，有明顯的皺紋及橫長皮孔。

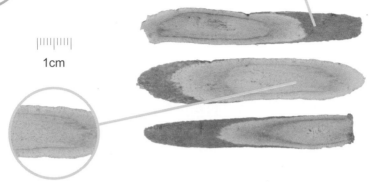

|||||||||
1cm

■ 斷面呈纖維狀，略帶粉性，射線細密。

■ 皮部約佔切片半徑的 1/3，乳白色至淡黃白色。

紅耆 嚼之較甜

■ 表皮呈灰紅棕色，有明顯的皺紋及橫長皮孔。

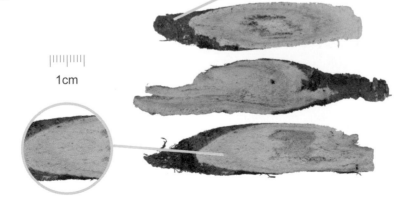

|||||||||
1cm

■ 斷面呈纖維狀，富粉性，射線細密。

■ 皮部約佔切片半徑的 1/2 ～ 1/3，淡棕色。

產後坐月子，
吃好睡飽不憂鬱

　　前幾天發生了新手媽媽帶初生兒跳樓輕生的憾事，這新聞凸顯了一個問題就是，媽媽剛生產完的這段期間，除了飲食調理之外，心情的調適安撫也相對重要。

　　臨床上發現，產後容易遇到的問題如：奶水不足、半夜擠奶或餵奶造成睡眠不足、擠奶經驗不足或壓力導致乳腺發炎、擔心照顧不好小孩等。這樣一來很容易心情低落，而導致產後憂鬱症。所以，善用醫療資源及家人的關心支持非常重要，如果發現奶水不足時，可以請求中醫師的協助。因為身體虛弱或是擔心、鬱悶都容易導致奶水不足；乳腺初期不暢通可靠中醫疏肝、解鬱調理；亦可以靠藥食膳來提昇體力及增加奶量。

麻油核桃腰花

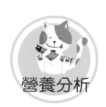

營養分析

熱量 (Kcal)	705
總碳水化合 (g)	19
蛋白質 (g)	34
脂肪 (g)	57

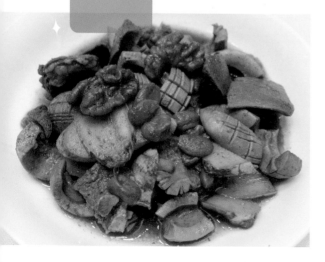

【藥食材】：核桃 3 錢、腰子一付、薑 10g、枸杞 3 錢、麻油 3T、米酒 2T、鹽少許。

【步　驟】：
1. 先將腰子用冷水沖 10 分鐘，去除尿腥味，把腰子切花、薑切片。
2. 麻油下鍋炒香後，加薑及核桃小火炒至微乾，放入腰子稍炒後，加入米酒、枸杞一起炒至腰子熟即可。

【功　效】：滋補益氣、保肝護腰。「核桃仁」性味甘溫，滋補肝腎、延緩老化；「枸杞」性味甘平，可清肝明目、益氣潤肺；「胡麻油」性味甘平，滋潤補養，潤腸；「生薑」性味辛溫，可除濕、溫胃；「豬腰子」中醫理論以形補形，治腰痛耳聾。

儀絜小叮嚀

傳統觀念中有吃心補心、吃腦補腦即以形補形的想法，所以在產婦坐月子期間，普遍會使用腰子來作為藥膳食材，不過生的豬腰子對一般人而言有種特殊氣味，建議採買回來若不是當餐料理，一樣先將腰子用冷水沖洗處理後，再冷藏保存會比較恰當，而以現代醫學觀點而言動物內臟膽固醇含量偏高，建議進食頻率請因個人做調整；若是夏季服用此道藥膳，建議可將麻油量 3T 改為 1T 麻油加 2T 水，這樣可以減低麻油爆薑時所產生的燥性，天氣熱時也適宜。

青木瓜燉排骨湯

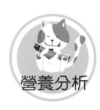

營養分析

熱量 (Kcal)	526
總碳水化合 (g)	62
蛋白質 (g)	23
脂肪 (g)	21

【藥食材】：青木瓜 1/2 顆、新鮮山藥 150g、豬小排 150g、當歸 3 錢、川芎 2 錢、通草 5 錢、紅棗 3 顆、米酒 2T、鹽少許。

【步　驟】：
1. 豬小排汆燙，青木瓜及山藥削皮。
2. 將全部藥食材一起燉煮，大火煮滾轉小火約 40 分鐘後，最後加入鹽巴，即可關火。

【功　效】：改善氣血循環、幫助發奶。「青木瓜」性味甘平，含鈣、磷、鐵、木瓜酵素，以及維生素 A、C，可改善胃不舒服、養顏美容；「山藥」性味甘平，治脾胃虛弱、滋養強壯；「當歸」性味甘辛苦溫，可潤腸胃、養血生肌；「川芎」性味辛溫升浮，可補血強壯；「紅棗」性味平溫，可補脾胃、潤心肺；

「通草」性味甘淡微寒，可利小便、通乳汁；「豬小排」性味甘鹹平，含蛋白質、鈣質。

儀絜小叮嚀

坐月子時常會鼓勵產婦們要適時適量喝湯湯水水借以補充能量，這對於有哺乳的媽媽顯得格外重要，而青木瓜能調理改善腸胃，可幫助營養吸收，間接有助於母乳的產生；而中藥裡也有「木瓜」這一味藥材，但兩者為「同名」不同物種，正所謂"此瓜非彼瓜"，兩者大不同喔。

※ 本文原載於 2015 年 7 月 22 日 自由時報 · 健康醫療版

有趣中藥小常識

「藥用」與「水果」兩種木瓜比較

藥食材	藥用木瓜	水果木瓜
別　　名	貼梗海棠、皺皮木瓜、秋木瓜、宣木瓜	番木瓜、石瓜、萬壽果、蓬生果、乳瓜、木冬瓜
來　　源	薔薇科（Rosaceae）植物貼梗海棠 *Chaenomeles speciosa* (Sweet) Nakai 的乾燥近成熟果實	番木瓜科（Caricaceae）植物番木瓜 *Carica papaya* L. 的成熟果實，多生食
性　　味	酸、澀，溫	甘，平
成　　份	蘋果酸、酒石酸、皂苷、黃酮、鞣質	蛋白質、脂肪、醣類、礦物質、維生素 A、木瓜酵素
功　　效	平肝舒筋、整腸健胃、腰膝無力、利尿	幫助消化、消腫解毒、通乳降壓、保護眼睛、幫助肉製品軟化
注意事項	食多損齒骨	食多會軟便、皮膚變黃
說　　明	本品可用來製作蜜餞，其製成之蜜餞品味獨特，有一股特殊的清香果味。	本植物因果實長於樹上，外形像瓜，故名「木瓜」。

藥用木瓜

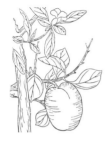
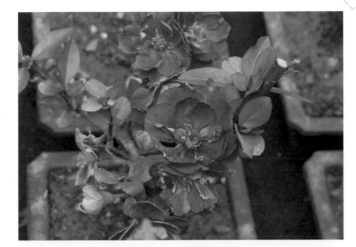

水果木瓜

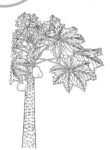
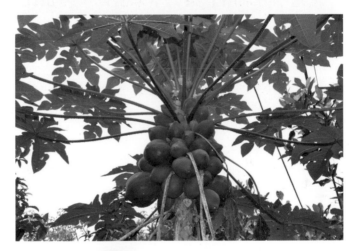

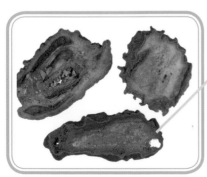

|ııııı|ıııı|
1cm

◄ 中藥材木瓜的名稱常與水果「木瓜」混淆

執業中藥不可不知的藥膳配方

產婦月子燉雞方（一）

【藥　材】：當歸 2 錢、川芎 2 錢、白芍 2 錢、熟地 2 錢、黃耆 4 錢、黨參 5 錢、
枸杞 3 錢、黑棗 3 錢、杜仲 3 錢、故紙 1 錢、桂枝 2 錢、桑寄生（炙）
3 錢、炙甘草 2 錢。

【功　效】：補氣血、顧腰部循環。

【步　驟】：1. 雞肉洗淨、汆燙去血水備用。
2. 藥材稍微過水，放入鍋內。
3. 加入雞肉、米酒及 1000c.c. 的水，大火煮開後轉小火續煮 30
分鐘，最後加入鹽巴即可關火起鍋。

【附　註】：請留意若體質偏燥熱時，將熟地改為生地。

產婦月子燉羊肉方（二）

【藥　材】：黨參 3 錢、紅棗 2 錢、生耆 2 錢、陳皮 1 錢、桂枝 2 錢、巴參 2 錢。

【功　效】：補氣血、增強體力。

【步　驟】：1. 羊肉塊洗淨、汆燙去血水備用。
2. 藥材稍微過水，放入鍋內。
3. 加入羊肉、米酒及 1000c.c. 的水，大火煮開後轉小火續煮 30
分鐘，最後加入鹽巴即可關火起鍋。

【附　註】：不吃羊肉可改為小排或牛肉。

產婦月子保養方（三）

【藥　材】：黨參 3 錢、炒白朮 2 錢、紅棗 2 錢、大腹皮 1.5 錢、黃耆 2 錢、
茯苓 3 錢、蓮子 3 錢、澤瀉 3 錢、炙甘草 1 錢。

【功　效】：健胃補脾、利水安神。

【步　驟】：每帖可煎兩次。
第一次水酒各半共 3 碗，煎成 1 碗。
第二次水酒各半共 2 碗半，煎成八分滿。

【附　註】：若熬煮時間條件允許，建議將兩碗熬好的藥湯，做混合後再分餐
送服，讓濃度較為平均些（第一次濃度＞第二次濃度）。

產婦月子養身酒方（四）

【藥　材】：炒過黑豆5兩、當歸1兩、黃耆1兩、黨參1兩、枸杞1兩、杜
　　　　　　仲1兩、續斷1兩、米酒1500c.c.。

【功　效】：補氣血、顧腰部循環。

【步　驟】：1.將所有藥材布包起來。

　　　　　　2.藥材布包放入已乾燥的玻璃罐容器，加入米酒後，小心將罐子
　　　　　　　蓋密。

　　　　　　3.置陰涼處，待3～6個月後即可食用。

【附　註】：米酒量必須醃過藥材包，配方比例可因玻璃罐大小調整

燉蟳

【藥　材】：當歸5錢、川芎2錢、白芍3錢、熟地2錢、黃耆5錢、枸杞5錢、
　　　　　　黨參3錢、杜仲3錢、桂枝3錢。

【功　效】：改善氣血循環。

【步　驟】：1.將上述藥材布包。

　　　　　　2.藥材包、米酒及600c.c.的水放入鍋子。

　　　　　　3.大火煮滾轉小火，續煮50分鐘後關火取出藥包。

　　　　　　4.將洗淨活的紅蟳及生薑5片放入盛有中藥汁的鍋子中，小火蒸
　　　　　　　煮至蟳肉變熟，即可食用

【附　註】：建議藥湯精華一起盛碗食用。

生化湯

【藥　材】：當歸5錢、川芎4錢、黑薑1錢、桃仁1.5錢、炙甘草1錢、觀
　　　　　　音串3錢、六汗1錢、杜仲3錢、益母草3錢。

【功　效】：清除惡露，減少腰酸。

【步　驟】：每帖可煎兩次。

　　　　　　第一次水酒各半共3碗，煎成1碗。

　　　　　　第二次水酒各半共2碗半，煎成八分滿。

【附　註】：若熬煮時間條件允許，建議將兩碗熬好的藥湯，做混合後再分餐
　　　　　　送服，讓濃度較為平均些（第一次濃度＞第二次濃度）。

爸爸，您累了嗎？
試試藥膳養生一下

　　今天是父親節，很多人會想如何慶祝這個節日，其實主動關心他們的身體健康，應該也是個不錯的方式。

　　男人不像女性有月事的問題，也因此，更年期症狀並不明顯，但如果出現體力變差、容易莫名情緒低落或暴躁，甚至有心血管疾病等問題出現時，就要特別留意身心健康。

　　提醒中、高齡男性除了為家庭辛苦打拚外，也要注意身體保養，包括三餐飲食均衡，肚子餓時，應先少量吃些簡單食物充飢，避免胃腸受損；工作之餘，要記得抽空做做伸展操，讓肌肉及心情放鬆一下；假日可以跟家人一起踏青，或傍晚時，到住家附近散散步；要定期做健康檢查；若有不適症狀，要記得就醫診治。畢竟一家之主的健康是全家財富的來源。分享兩道適合爸爸的藥膳：

活力生脈　紅棗雞湯

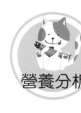

營養分析

熱量 (Kcal)	190
總碳水化合 (g)	10
蛋白質 (g)	20
脂肪 (g)	5.7

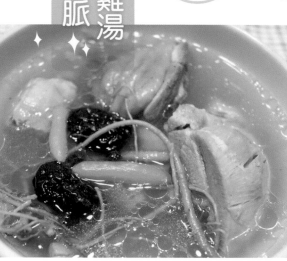

【藥食材】：人參鬚 2 錢、麥門冬 3 錢、五味子 1 錢、紅棗 2 錢、雞腿 150g、米酒 2T、鹽巴少許。

【步　驟】：
1. 雞肉先汆燙。
2. 將五味子稍微乾炒後，加入水及其他藥（食）材，大火煮滾，轉小火約 40 分鐘後，加入鹽巴即可關火。

【功　效】：
益氣生津、斂陰止汗。「五味子」性溫，

五味俱備（皮甘、肉酸，核中苦辛，都有鹹味）酸鹹為多；可益氣生津、補虛明目、強陰澀精；「麥門冬」性味甘微苦寒，可清心潤肺、瀉熱除煩、行水生津。「人參鬚」性味甘微苦平，可補元氣、除煩渴。「紅棗」性味甘溫，可補脾益氣、緩倦怠。

儀絜小叮嚀

醫書中原始記載「生脈飲」為人參、麥門冬、五味子三種藥材所組成，具有提振元氣、生津止汗的功效，不過現代人大多由於營養來源充足加上生活步調忙碌，體質屬容易產生火氣的居多，所以此道料理將人參改為人參鬚（人參性溫/人參鬚性平），也很適合在夏季食用的一道藥膳。

人參鬚是進補常用藥材，其與人參最大差異在於，人參比較燥；人參鬚性平，較偏涼補。

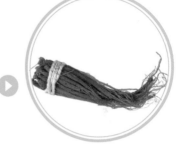

豬尾滋陰藥膳滷

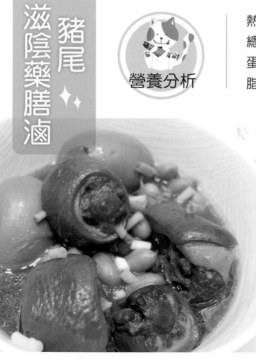

營養分析

熱量 (Kcal)	1526
總碳水化合 (g)	94
蛋白質 (g)	86
脂肪 (g)	100

【藥食材】：
   A組：豬尾巴 300g、蛋 2 個、花生 150g。
   B組：何首烏 3 錢、酸棗仁 3 錢、黃精 5 錢、茯苓 3 錢、枸杞 2 錢。
   C組：蒜頭 3 瓣、蔥一支、醬油 3T、糖 1T、米酒 3T。

【步　驟】：
   1. 先將 A 組的豬尾巴汆燙、蛋先煮定型剝殼、花生浸泡。
   2. 將 B 組煮一小時後過濾。
   3. 再把 C 組放入 B 組中藥水鍋中，大

火煮滾後，加入 A 組續滾後，再小火燉煮 1.5 小時後即可關火。

【功 效】：滋補強壯、寧心益氣。「何首烏」性味苦甘澀微溫，可滋補強壯、養血祛風；「酸棗仁」性味甘酸平，可除煩止渴、安神助眠；「黃精」性味甘平，可補中益氣、滋陰潤肺；「茯苓」性味甘平，可利水除濕、寧心益氣；「枸杞」性味甘平，可清肝明目、益氣潤肺；「豬尾巴」富含蛋白質、膠質；「花生」含不飽和脂肪酸、維生素、礦物質。

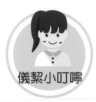

儀絜小叮嚀

中高年齡的爸爸，經年打拼，身體機能會逐漸減弱下來，甚至會面臨更年期不適感困擾，此時可以使用一些滋陰平補且能安心神的藥材入菜，可幫助舒緩情緒壓力外也可以增加體力，而豬尾本身含膠質，適量攝取可以幫助延緩皮膚老化現象，使用滷的料理方式也能降低熱量的攝取問題，這樣不僅能吃到美味也能照顧到健康。

※ 本文原載於 2015 年 8 月 8 日 自由時報 · 健康醫療版

有趣中藥小常識

何首烏介紹

藥材	何首烏
別　　名	交藤、夜合
來　　源	蓼科（Polygonaceae）植物何首烏 *Polygonum multiflorum* Thunb. 的乾燥塊根
性　　味	苦、甘、澀，微溫
功　　效	滋補強壯、養血祛風
注意事項	忌用鐵鍋熬煮。臺灣衛生主管機關截至 2017 年 6 月，尚未將何首烏藥材列為「可供食品使用原料」，所以，膳食營業者宜注意相關規定，以免觸法。

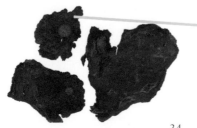

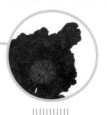

1cm

何首烏

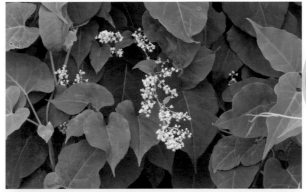
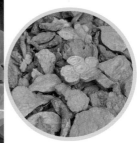
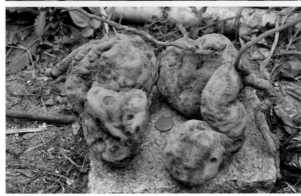

何首烏小故事

　　相傳有個叫何田兒的人自幼多病，直到 50 歲還未娶妻。有一天，他醉倒在山野，朦朧中看見有兩根距離自己三尺多遠的藤子相互交纏在一起，很久才分開，分開後又再次交纏，如此往復。何田兒甚是奇怪，便將這兩根藤子連根挖回，問遍眾人也沒有人識得這是什麼植物。後來，有位老者告訴他這是神仙之藥，吃了會強身健體。何田兒便依老者之言服用，果然覺得羸弱的身體逐漸強壯，精神也越來越好。一年之後，竟神奇般地病癒了！頭髮由白變黑，還娶了妻室，十年間連生好幾個男孩。傳說他的兒子活到 160 歲，孫子 130 歲時頭髮仍然烏黑。從此，人們大呼這種神奇的藤子植物是「神藥」，也因為其姓氏為何，故將它取名為「何首烏」，這就是何首烏名稱由來的小故事之一。

　　坊間有些洗髮護髮用品常會以何首烏做為產品宣傳能幫助頭髮黝黑，雖說炮製的首烏歸肝、腎經，有滋補強壯、養血祛風功效，但是否真有能使白髮變黑的功效，可能還得跟自身的體質息息相關。

爸爸們打拼，
身體也要顧

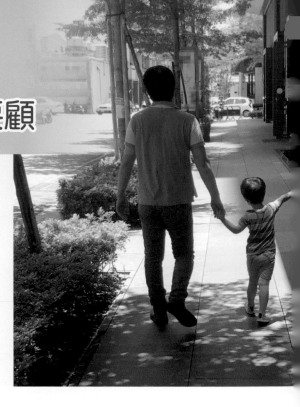

　　現今的爸爸除了認真打拼外，也重視和家人之間的互動。若不注意身體保養，很容易出現體力不足、體態變形的困擾。建議除了生活作息要正常，儘量減少加班應酬，選擇適合自己體力的運動（例如：散步、慢跑）外，注重飲食的選擇及控制食量，可以增加體能與改善體態。

　　以下介紹兩道搭配當令食材入菜，具營養又少負擔的藥食膳。

輕盈 蔬果豆腐

營養分析

熱量 (Kcal)	358
總碳水化合 (g)	50
蛋白質 (g)	25
脂肪 (g)	7.8

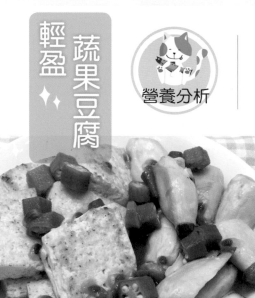

【藥食材】：黨參 5 錢、仙楂 3 錢、五味子 2 錢、百香果半顆、秋葵 100g、杏鮑菇 100g、板豆腐 200g、冰糖 1T、醬油 2T。

【步　驟】：

1. 將前述藥食材洗淨，將黨參、仙楂、五味子放入電鍋內鍋加適量水，外鍋加水一杯後，按下開關至跳起，再繼續保溫 15 分鐘。

2. 將百香果對切、杏鮑菇切片、秋葵切五角薄片，板豆腐切片。

3. 再把電鍋內的中藥湯倒入容器中，加入適量的醬油、冰糖及半顆百香果肉，將其攪拌均勻備用。

4. 鍋中放入少量油潤鍋後，放入板豆腐及杏鮑菇用中火，將兩面煎至金黃色，加入秋葵稍炒後，淋上前述的藥膳調醬，即可上桌。

【功　效】：補脾益氣、助消化除煩渴。「黨參」性味甘平，可補中益氣、除煩渴；「五味子」性溫，五味俱備，酸鹹為多，可益氣生津、補虛明目、強陰澀精；「仙楂」性味酸甘微溫，可健脾行氣、消食磨積；「豆腐」性味甘鹹寒，清熱散血、和脾胃；秋葵、百香果、杏鮑菇皆富含蛋白質、多種維生素及礦物質。

儀絜小叮嚀

傳統板豆腐有別於其他的盒裝豆腐除了蛋白質外還含有鈣的成分，百香果為夏季當令水果和仙楂都能生津開胃且幫助消化，此道料理很適合在外頭奔波打拼沒有食慾的爸爸們，不過調醬偏微酸，可視個人喜好加減藥膳淋醬的藥食材比例。

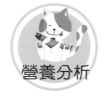

營養分析

熱量 (Kcal)	358
總碳水化合 (g)	56
蛋白質 (g)	33
脂肪 (g)	5.1

活力藥膳鮮蚵

【藥食材】：松子 5 錢、黃精 5 錢、枸杞 2 錢、霍山石斛 5 錢、鮮蚵 300g、大蒜一支、醬油 2T、冰糖 1T、米酒 2T、太白粉 2T。

【步　驟】：

1. 將上述藥材稍微水洗，將黃精、霍山石斛放入容器，加適量水泡約 20 分鐘，鮮蚵洗淨備用，大蒜洗淨切斜段，鮮蚵加少量太白粉抓勻。

2. 冷油及大蒜放鍋內炒香，加入鮮蚵稍炒後，再放入米酒、松子、枸杞，倒入容器中浸泡的藥材及水，煮滾後小火燜一下，最後加入醬油、冰糖拌炒均勻，即可關火起鍋。

【功　效】：增強活力、潤肺明目。「松子」性味甘溫，可溫胃潤肺、治體虛

便秘;「枸杞」性味甘平,可清肝明目、益氣潤肺;「黃精」性味甘平,可補中益氣、滋陰潤肺;「霍山石斛」性味甘平,可生津止渴、清虛熱;「蚵」含蛋白質、維生素、礦物質、單元不飽和脂肪酸。

儀絜小叮嚀

此道料理的主角「蚵」為低膽固醇海鮮,被稱為「海洋中的牛奶」,含微量元素鋅,對爸爸的健康有益。研究指出適量的鋅可以幫助維持正常細胞免疫功能運作,能防止攝護腺肥大問題,且對於心情也有調適的作用。請熟食,避免生菌造成腸胃不適。

※ 本文原載於 2016 年 8 月 6 日 自由時報 · 健康醫療版

有趣中藥小常識

「藥用」跟「食用」兩種牡蠣比較

藥食材	藥用牡蠣	食用牡蠣
別　　名	蚵殼	蚵仔
來源 / 產地	牡蠣科(Ostreidae)動物長牡蠣 *Ostrea gigas* Thunb.、大連灣牡蠣 *O. talienwhanensis* Crosse、近江牡蠣 *O. rivularis* Gould 的貝殼	牡蠣科(Ostreidae)動物近江牡蠣、長牡蠣、大連灣牡蠣、密鱗牡蠣等的肉。臺灣主要產於嘉義布袋、東石,彰化王功、鹿港,澎湖等地
性　　味	鹹,微寒	甘、鹹,平
成　　份	碳酸鈣、磷酸鈣	蛋白質、牛磺酸(Taurine)、脂肪、醣、維生素群、礦物質、單元不飽和脂肪酸、多種必需胺基酸
功　　效	滋陰收澀、清心安神	養血安神、軟堅消腫。預防動脈硬化、抗衰老、幫助體力維持。
注意事項	牡蠣殼需經過煆製加工處理後,才能入藥。本品多服久服易引起便秘及消化不良。	切勿聽信生吃生猛海鮮,儘量採熟食方式料理,才能避免保存不當時,腸胃道受到生菌感染,造成腸胃不適、嘔吐、發燒等現象。

藥用
牡蠣

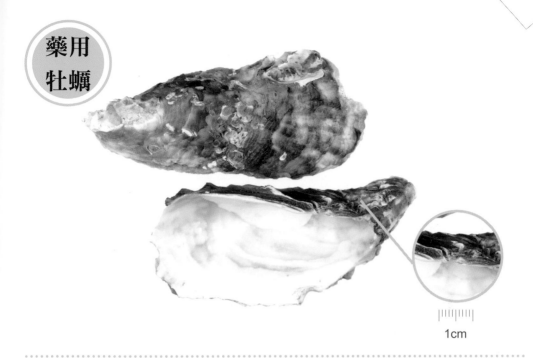

1cm

食用
牡蠣

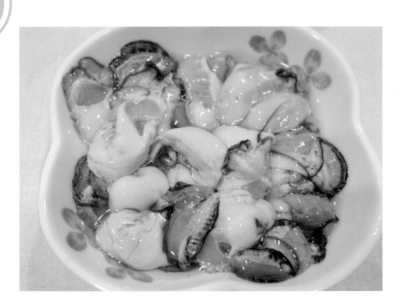

好體力好心情，
輕鬆上學趣

　　隨著暑假結束，面對新學年開始，適應力好的學子已很快進入狀況，但學習、調適較慢的孩子們，家人的關懷及鼓勵很重要。除了要了解他們的情緒及在學情況，有空陪孩子談心外，記得應避免進食會影響專注力，如含咖啡因或造成體質上火的食物，可選擇清爽營養的食材來補充體力，這樣對孩子的學習成長，應有相對助力。

　　以下分享兩道可提升體力跟安撫心情的藥食膳

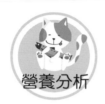

營養分析	
熱量 (Kcal)	1704
總碳水化合 (g)	141
蛋白質 (g)	91
脂肪 (g)	86

神奇營養寶盒

【藥食材】：蓮藕 100g、絲瓜 300g、新鮮玉米 50g、腐竹 150g、五花肉 200g、冬粉一份、雞蛋一顆、醬油 2T、冰糖 1T、韭菜盒麵皮 100g。

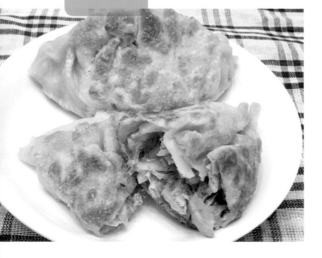

【步　驟】：
1. 先將腐竹跟冬粉稍微水洗泡軟，蓮藕及絲瓜去皮切小片，玉米條切取玉米粒，五花肉切小塊再切薄片，冬粉、腐竹切小段。
2. 再加油熱鍋，放入豬肉片炒至半熟，放蓮藕、絲瓜、玉米粒、腐竹拌炒，加入少許水燜熟後，放入冬粉吸取湯汁，再加入適量醬油及冰糖調味後即可起鍋備用。
3. 加少量油潤鍋後，雞蛋打散，煎熟起鍋，切小條備用。將前述料理過

的藥食材餡料均勻放入韭菜盒麵皮包好，利用剛剛煎蛋的油鍋再加入適量的油，待油加熱到適當溫度後轉中小火，輕放入麵盒將三面都煎熟後即可起鍋，待稍涼即可食用。

【功　效】：安心顧胃、補充營養。「蓮藕」性味甘平澀，可清熱除煩、安神益胃；「玉米」性味甘平，可調中開胃、含有豐富營養素；「絲瓜」性味甘涼，可清熱除濕、利尿；「腐竹、豬肉、雞蛋」含蛋白質。

儀絜小叮嚀

很多孩子有偏食的習慣，尤其是蔬菜的部份，所以此道藥膳因為考量孩子的喜愛，捨棄傳統韭菜入菜，改用當季藥食材當餡料，也可以用水餃皮來包餡更好入口。絲瓜一年四季皆有生產，但以夏季約5-9月為盛產期，很適合夏天食用，若體質偏寒性者，可加生薑一起入菜。

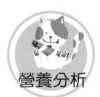

營養分析

熱量 (Kcal)	1400
總碳水化合 (g)	200
蛋白質 (g)	75
脂肪 (g)	41

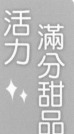
活力滿分甜品

【藥食材】：仙草乾四兩、蓮藕 100g、龍眼肉 20g、綠豆 100g、紅豆 100g、花生 100g、冰糖 2T。

【步　驟】：

1. 上述藥食材洗淨，仙草用乾淨鍋子浸泡 2 小時備用，綠豆、紅豆、花生放另一容器泡水備用。
2. 蓮藕去皮切片，將蓮藕放入浸泡的仙草乾容器內，開火煮滾後轉小火，續煮 1 小時，再關火，放至溫度稍涼後，瀝出仙草蓮藕汁。
3. 另一鍋的綠豆、紅豆、花生放入電鍋，外鍋放 3 杯水，蒸至開關跳起，再燜 10 分鐘。
4. 開小火將冰糖加入仙草蓮藕汁攪拌溶解後，再放入龍眼肉及蒸軟的綠豆、紅豆、花生續攪拌後即可關火，放涼即可食用。

【功　效】：清涼解暑、加強活力。「仙草」性味甘淡涼，可清暑解熱、涼血解毒；「綠豆」性味甘寒，可清熱解毒、利小便；「龍眼肉」性味甘溫，開胃助食、養心補血；「紅豆」含有維生素 B、E、鐵、具有高蛋白、低脂肪的特性；「花生」含不飽和脂肪酸、維生素、礦物質。

儀絜小叮嚀

仙草乾浸泡跟熬煮時間只會影響到濃度及色澤，不會有凝固現象，坊間仙草凍或燒仙草皆有添加凝固劑如太白粉等。此道藥膳甜品，若為容易脹氣者食用，建議用量不宜過多，避免造成腸胃不必要的負擔。另外，食用的紅豆易與中藥材赤小豆混淆，兩者的來源植物為同科同屬的近親，皆具利水消腫作用，性味和營養成分接近，只是比較上赤小豆的利水功效好些，所以入藥都用赤小豆，而紅豆則供一般食用。

仙草為夏日消暑常見的保健植物之一 ▶

※ 本文原載於 2016 年 9 月 3 日 自由時報・健康醫療版

有趣中藥小常識

赤小豆、紅豆之比較

藥材	赤小豆	紅豆
別　　名	紅小豆、紅豆	赤豆
來　　源	豆科（Leguminosae）植物赤小豆 *Phaseolus calcaratus* Roxb. 的乾燥成熟種子	豆科（Leguminosae）植物赤豆 *Phaseolus angularis* (Willd.) W. F. Wight 的乾燥成熟種子
性　　味	甘、酸，微寒	甘、酸，微寒
成　　份	蛋白質，維生素 B_1、B_2，鐵、鈣、磷、三萜皂苷類	蛋白質，維生素 B 群、E，鉀、鈣、鐵、磷、鋅
功　　效	利水消腫、除濕健脾	清心利尿、消水腫
說　　明	赤小豆又名飯赤豆，富含澱粉，亦被稱為「飯豆」。本品也是人們生活中不可缺少的高營養、多功能雜糧。由於赤小豆除濕的功效較強，通常供藥用，而紅豆主要供食用。	紅豆不易煮爛，建議可打碎後再熬煮。本品不適合頻尿的人食用。雖然一般認為紅豆的利水除濕作用不及赤小豆，但紅豆作赤小豆使用的歷史已久，兩者經常相混同等入藥。

赤小豆

■ 表面暗紫紅色，種臍白色線形突
起，種臍處有一明顯的凹陷縱溝

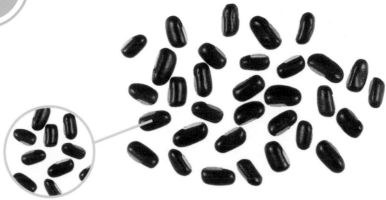

1cm

■ 圓柱形而稍扁，較細長

紅豆

■ 表面暗棕紅色，種臍平而不突起，
中間的縱溝不明顯

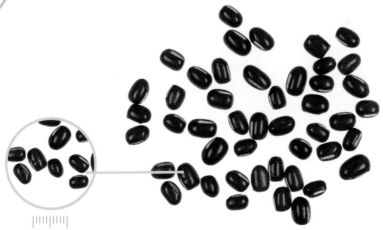

1cm

■ 近矩圓形而稍扁，較粗短

43

上班開學要帶勁，
藥食膳補滿元氣

最近天氣變化多端，導致這波流行性感冒並未隨著過年長假而結束，大家除了要調適心情讓工作及學習上軌道外，還得避免因身體不適而影響生活步調。除了在密閉公共空間或接觸患者時戴口罩外，務必做好身體保暖，維持規律作息，注重飲食均衡讓營養好吸收，也是增強體力的方法。

善用當季食材，就能輕鬆做出補充元氣的藥食膳。

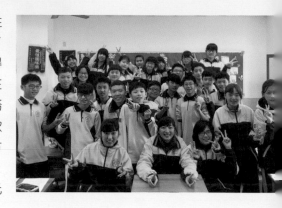

鴨肉湯 霍山石斛芥菜

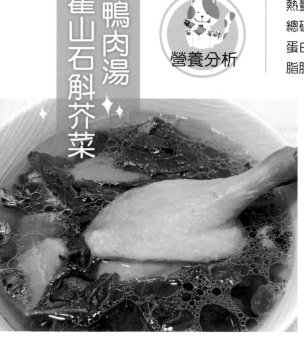

營養分析

熱量 (Kcal)	618
總碳水化合 (g)	18
蛋白質 (g)	37
脂肪 (g)	43

【藥食材】：霍山石斛5錢、枸杞3錢、新鮮芥菜150g、鴨肉300g、生薑10g、米酒2T、鹽少許。

【步　驟】：
1. 將霍山石斛、芥菜、薑洗淨，把芥菜切成適合大小汆燙後，過冷開水，然後撈起備用。
2. 薑切片，鴨肉洗淨後瀝乾，直接下鍋炒，等稍有些許油脂釋出後，放入薑片炒香後關火。
3. 另備鍋子加水，放入前述備料及米酒，大火煮滾後轉小火，續煮30分

鐘，起鍋前加入鹽巴，即可上桌。

【功　效】：生津益氣、明目潤肺。「霍山石斛」性味甘微寒，可生津止渴、清虛熱；「鴨肉」性味甘冷，可滋陰補虛、除濕止咳；「枸杞」性味甘平，可清肝明目、益氣潤肺；「生薑」性味辛溫，可除濕、溫胃；「芥菜」含有胡蘿蔔素、維生素 B、C、鐵、膳食纖維。

儀絜小叮嚀

此道藥膳加入當令時蔬 "芥菜"，其含豐富的胡蘿蔔素，可幫助維持眼睛及皮膚健康；維生素 B 群可以安定神經系統；維生素 C 可以抗氧化；膳食纖維可以增加腸胃的蠕動，消除便秘，很適合在長假過後，開始適應上班上課的挑戰，很容易受擔心及壓力而造成火氣心煩的大小朋友食用；建議選擇冬令新鮮芥菜可避免醃漬芥菜鹽分高的問題，而芥菜料理手法部份，先汆燙則可減少草酸成分。

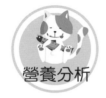

營養分析

熱量 (Kcal)	3106
總碳水化合 (g)	553
蛋白質 (g)	87
脂肪 (g)	55

珍果 藥膳米糕

（三人份）

【藥食材】：蓮子 3 錢、龍眼肉 3 錢、花豆 10g、栗子 20g、枸杞 2 錢、香菇 3 朵、蝦米少許、五花肉 150g、糯米 3 杯、蒜頭 2 枚、香菜少許、米酒 2T。

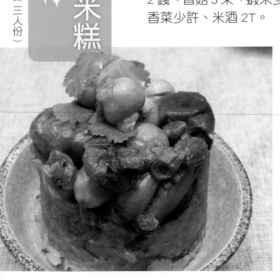

【步　驟】：
1. 將藥食材洗淨，蓮子、花豆、栗子、香菇、糯米分別泡水備用，蒜頭切片、五花肉切小塊，香菇切小片。
2. 鍋中加少量油，放進蒜頭、香菇、蝦米、五花肉大火炒至香氣出現，再加入米酒、醬油、冰糖、水拌炒後，轉小火煮 20 分鐘，撈起食材，留下湯汁續用。
3. 再將糯米、花豆放入鍋內小火拌炒 5 分鐘，使其吸收湯汁關火。
4. 把栗子、蓮子、枸杞、龍眼肉及煮

過的食材先平舖於米糕筒容器底部，最後放入糯米及花豆，記得稍微壓平，蓋上鋁箔紙放於蒸架上，外鍋加 3 杯水蒸至跳起，燜 10 分鐘即可食用。

【功　效】：增加食慾、補充營養。「蓮子」性味甘溫，可健胃、補脾、收斂止瀉；「龍眼肉」性味甘溫，可開胃助食、養心補血；「栗子」性味鹹溫，可厚腸胃、補腎氣；「枸杞」性味甘平，可清肝明目、益氣潤肺；「花豆」含有蛋白質、維生素 B_1、B_2、磷、鐵、鈣；「豬肉」含蛋白質；「香菇」含胺基酸。

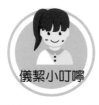

儀絜小叮嚀

此道養生藥膳是把豐富且營養的藥食材料理後直接呈現在米糕上，除了增加美感外，希望讓味覺有多層次的享受，很適合小食量或沒胃口的民眾；而其中的花豆為當令食材可依時令作調整。唯一要留意的是因為糯米比較不好消化吸收，若為腸胃消化功能較弱者，建議可將全部藥食材用滷的方式，完成後再淋於白米飯上，營養美味一樣不流失。

※ 本文原載於 2016 年 2 月 28 日自由時報 ・ 健康醫療版

有趣中藥小常識

　　衛生福利部所公告「可同時提供食品使用之中藥材」品項中所提到的米糕、粽所指的即是所謂的糯米。糯米為中藥材，在《本草綱目》中所記載的其性味甘溫，可補脾肺虛寒；以營養學觀點含維生素 B 群及鈣、鎂、鋅；但是糯米的性質黏滯，腸胃消化系統不好的人建議要斟酌食用量。

常見糯米種類	用途
白糯米（圓）	外表較圓短，易黏糊，多用來製作甜點，如湯圓、麻糬、甜米糕。
白糯米（長）	外表細長，黏性較低，多用來製作鹹點，如粽子、油飯、飯糰、珍珠丸子。
黑糯米（紫米）	有糯性，吃起來 Q 軟彈牙，製作紫米飯糰、紫米粥。 ※ 屬於高 GI 值即為高升糖指數食物，糖尿患者朋友需要注意食用量。

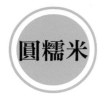 圓糯米

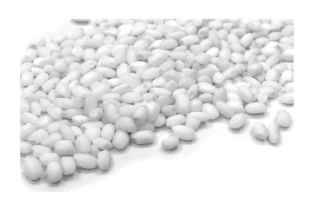

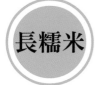 長糯米

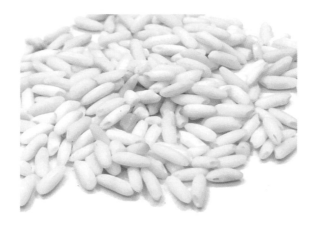

 黑糯米

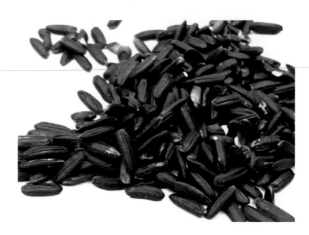

考試好緊張…
藥膳補氣紓壓

如何考出理想成績是很多人的願望，除了平時的努力外，考期越近，身體及心理的調適也相對重要。

維持正常生活作息，不熬夜，唸書疲累時，起身做伸展運動或散散步。

建議維持正常生活作息，不熬夜，唸書疲累時，起身做伸展運動或散散步；飲食要均衡，有充足營養才能有好體力；發現緊張壓力無法排解時，記得找個親友說說話讓心情平靜穩定，如此一來，才能發揮實力。

分享兩道能夠適時補充體力、幫助思緒清楚的藥食膳：

黃精枸杞 四神粥

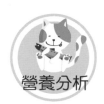

營養分析

熱量 (Kcal)	901
總碳水化合 (g)	141
蛋白質 (g)	33
脂肪 (g)	22

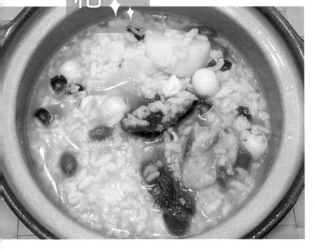

【藥食材】：蓮子 5 錢、芡實 5 錢、茯苓 5 錢、枸杞 3 錢、黃精 5 錢、新鮮山藥 50g、排骨 150g、米半杯、米酒少許、鹽少許、香油少許。

【步　驟】：

1. 將小排汆燙，蓮子、枸杞、芡實、黃精、茯苓稍微過水，芡實泡水 10 分鐘，茯苓剝小塊，新鮮山藥洗淨後去皮切塊。
2. 將米洗淨後，將前述藥食材放入內鍋（米 1：水 6），加入少許米酒及

鹽，外鍋一杯水煮至開關跳起，再燜 5-10 分鐘，盛裝前，加入幾滴香油即可。

【功　效】：補中益氣、健胃強壯。「芡實」性味甘澀，可固腎益精；「蓮子」性味甘溫澀，可健胃強壯；「山藥」性味甘，可滋養強壯；「茯苓」性味甘溫，可生津止渴、祛濕熱；「枸杞」性味甘平，可清肝明目、益氣潤肺；「黃精」性味甘平，可補中益氣、滋陰潤肺；「豬小排」含蛋白質、鈣質。

儀絜小叮嚀

面臨大小考試，情緒緊張可能造成腸胃不適及體力不足等困擾，這道藥膳中所用的藥食材除了能照顧脾胃及補充體力外，皆為可食用的藥材，借用燉粥的方式讓營養及藥性融入粥品中，增加食用方便性及吸收容易；小排汆燙後可以稍微焗過增加香氣；此道藥膳粥品亦可用悶燒罐的方式料理。

番茄蝦仁
天麻百合柳丁

營養分析

熱量 (Kcal)	193
總碳水化合 (g)	26
蛋白質 (g)	23
脂肪 (g)	0.8

【藥食材】：天麻 5 錢、百合 5 錢、柳丁一顆、番茄半顆、蝦仁 200g、香菜一支、蒜頭 3 枚、米酒 1T、醬油 1T。

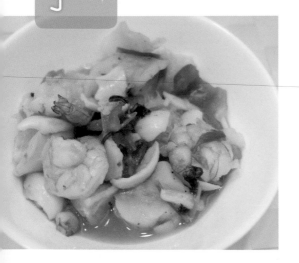

【步　驟】：
1. 先將藥材洗淨，天麻及百合先加水及少量米酒煮 30 分鐘備用，蝦仁去腸、背泥，柳丁剝皮切小塊，番茄洗淨切小塊。
2. 蒜頭冷油炒香，放入柳丁、番茄、蝦仁炒至蝦仁稍微變色後，再放入天麻、百合（含湯汁）、香菜續炒至蝦仁煮熟，最後加入醬油，即可起鍋。

【功　效】：幫助腦部循環、潤肺寧

49

心。「天麻」性味甘平，改善頭痛暈眩、幫助腦部循環；「百合」性味甘平，可潤肺寧心、解熱；「蝦」性味甘溫；含蛋白質、脂肪、氨基酸、維生素 A、E；「柳丁」含膳食纖維、類胡蘿蔔素、維生素 B、C、鉀、鈣、磷；「番茄」含維生素 C、胡蘿蔔素。

儀絜小叮嚀

有些人面臨考試時，容易有睡不好或會覺得自己有記憶力變差的問題，其實，有的時後是因為緊張壓力導致自律神經失調而有睡眠品質下降甚至是注意力無法集中的情形，這道藥膳炒品利用了天麻跟百合兩種藥材入菜以幫助紓緩上述症狀，而柳丁為冬令水果，具有幫助消化、增進食慾、改善便秘及舒緩緊張情緒的功效，也可以依季節變化，改換其他蔬果入菜提味，若對蝦子過敏者可改用板豆腐替代。

天麻是幫助腦部循環常用的藥材 ▶

※ 本文原載於 2016 年 1 月 18 日 自 由 時 報 ‧ 健康醫療版

有趣中藥小常識

有首兒歌這樣寫「我家住在綠水中，游來游去樂融融。綠水茫茫無邊際，住在水中真有趣。蝦兵蟹將好朋友，隨波逐浪趣味濃。但願漁翁不來擾，自由自在樂無窮。」其中的蝦兵蟹將，不僅是餐桌上的美食佳餚，也是《本草綱目》中所記載中藥材，衛生福利部所公告「可同時提供食品使用之中藥材」蝦、蟹也列在其中。

食材	蝦	蟹
性 味	甘，溫	鹹，寒
成 份	蛋白質、脂肪、氨基酸，維生素 A、B 群、E 及鈣、鐵、磷、鋅	蛋白質、維生素 B 群及鈣、鋅
功 效	下乳汁、托痘瘡、滋養	除熱解結、散血通經
注意事項	有哺乳的媽媽，若選擇蝦來幫助發奶，建議烹煮料理前先將蝦的外殼、蝦頭及腸泥去除，再食用，這樣可避免如甲殼可能誘發寶寶的過敏反應。	蟹因屬性偏冷，料理時通常用蔥薑蒜蒸炒，以降低寒性。請記得購買有活力的蟹因為隨著螃蟹離開水面時間越長，體內外的細菌會開始大量繁殖，一旦蟹死亡，細菌繁殖更快，而產生的毒素稱為組胺，而當組胺積蓄到一定程度，食後便有中毒的危險。

蝦

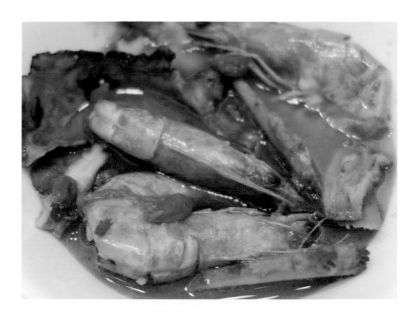

大閘蟹

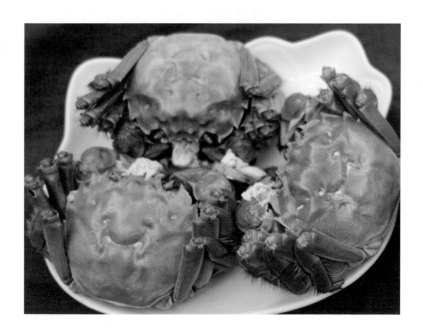

遠離油風暴，
益智藥膳 DIY

近來的食用油問題，讓很多人無所適從，加上 9 月是各級學校開學日，不少家長關心有什麼方法可以提升孩子的讀書品質及體力？

建議家長們應讓孩子養成良好的飲食習慣，避免吃油炸類食物及喝含咖啡因飲料；在孩子下課後或假日，全家一起到戶外散步或運動，這樣孩子們能放鬆心情，也可增進親子關係，有事半功倍的效果。

中醫藥在幫助改善腦力或睡眠方面的藥材很多，如：天麻、石菖蒲、牡蠣、遠志等。但一定要請教合格專業的中醫師，針對個別體質狀況開藥，才能確保健康。

有鑑於最近油品安全風暴，分享兩道可輕鬆料理，適合全家的益智藥膳。

天麻枸杞蒸鱸魚

營養分析

熱量 (Kcal)	355
總碳水化合 (g)	30
蛋白質 (g)	50
脂肪 (g)	3.8

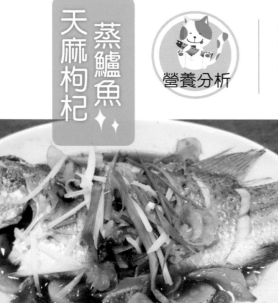

【藥食材】：天麻 5 錢、枸杞 2 錢、鱸魚一尾 600g、生薑 15g、蔥一支、蒜頭 3 枚、冰糖 1T、米酒 1T、鹽少許、香油少許。

【步　驟】：
1. 用少許鹽、米酒、薑先醃鱸魚。
2. 將薑片和蒜頭放在盤子底層，再放上鱸魚，淋上前述調味料；加天麻、枸杞蒸 15 分鐘後。
3. 最後，滴上香油、蔥絲燜熟，即可上桌。

【功　效】：提神醒腦、清肝明目。「天麻」性味甘平，改善頭痛暈眩、幫助腦部循環；「枸杞」性味甘平，可清肝明目、益氣潤肺；「生薑」性味辛溫，可祛濕溫胃；鱸魚含蛋白質，可補充體力。

儀絜小叮嚀

此道藥膳簡單利用電鍋水蒸方式完成，選用鱸魚除了其所富含的營養素外，也因為它的含刺量較少，比較適合孩子們食用；另外若不使用米酒入菜，建議可將薑片切片量數提高，目的是幫助去除魚腥味。

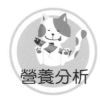

營養分析

熱量 (Kcal)	485
總碳水化合 (g)	28
蛋白質 (g)	40
脂肪 (g)	23

燒豆腐 天麻核桃仁

【藥食材】：天麻 6 錢、核桃仁 3 錢、紅棗 2 錢、傳統板豆腐一盒 450g、香菜少許。

【步　驟】：

1. 先加少許油，放入核桃仁炒香；板豆腐煎至稍微黃色後盛起。
2. 天麻、大棗加水煮約 10 分鐘，放入少許醬油調味，再放煎過的板豆腐，待吸收湯汁，起鍋前，放香菜稍煮後，放上炒過核桃仁即可。

【功　效】：滋補肝腎、延緩老化。「天麻」性味甘平，改善頭痛暈眩、幫助腦部循環；「核桃仁」性味甘溫，滋補肝腎、延緩老化；「紅棗」性味甘溫，可補血養氣；豆腐含蛋白質及鈣質。

儀絜小叮嚀

此道藥膳使用了傳統板豆腐，除了香煎合宜外，主要其使用的凝固劑為食用級石膏（硫酸鈣）可提供鈣質，此成份為嫩豆腐所沒有的；料理時豆腐可沾少許太白粉，油煎會比較容易翻面上色。

※ 本文原載於 2014 年 9 月 15 日 自由時報 · 健康醫療版

有趣中藥小常識

　　薑絲鱸魚或藥膳鱸魚湯是餐桌上常見的佳餚，大部份的民眾在身體微恙或手術甚至產後初期，也會想到用鱸魚料理成營養湯品，但是有沒有仔細想過為甚麼大家都是這麼做的呢？

　　除了鱸魚為市場較常見的魚貨，取材購買較容易外，以現代營養學觀點而言，其含有豐富的蛋白質，維生素 A、B 群和 D，鈣、磷、鐵等營養素，對人體修復及能量補充是有幫助的。而以中醫藥觀點而言，鱸魚也是衛生福利部所公告「可同時提供食品使用之中藥材」的其中一味中藥材。古代幾本藥書對於鱸魚的性味及功效記載如下：

　　1《本草經疏》鱸魚，味甘淡氣平與脾胃相宜；能益筋骨、益脾胃。
　　2《食療本草》：安胎、補中。
　　3《嘉祐本草》：補五臟，益筋骨，和腸胃，治水氣。
　　4《本草衍義》：益肝腎。由此不難了解鱸魚的營養保健效價，會在術後癒後
　　　　　　　　　　的普遍運用。

薑絲鱸魚湯是手術後病患最佳
營養湯品之一

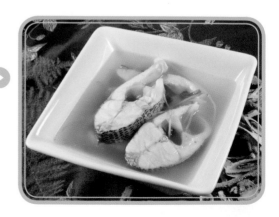

執業中藥不可不知的藥膳配方

四物湯

【藥　材】：熟地 3 錢、當歸 3 錢、川芎 3 錢、白芍 3 錢、黑棗 3 顆。

【功　效】：改善頭暈目眩、月經量不調、量少、貧血、延緩老化。

【步　驟】：1. 將當歸、川芎、白芍、熟地裝入過濾紙袋中。

　　　　　　2. 小排汆燙去血水，和剛剛放入過濾紙袋的藥材一起放入鍋中。

　　　　　　3. 加水 1000c.c.，先以大火煮滾，轉小火 30 ～ 40 分鐘後關火即可食用。

【附　註】：請避開生理期服用。若容易軟便者，當歸用量宜斟酌減量。

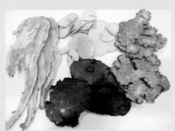

四物湯之組成藥材

八珍湯

【藥　材】：熟地 3 錢、當歸 3 錢、川芎 3 錢、白芍 3 錢、黨參 3 錢、白朮 3 錢、茯苓 3 錢、炙甘草 1.5 錢、黑棗 3 顆。

【功　效】：改善氣血兩虛、頭暈目眩、心悸怔忡、食慾不振。

【步　驟】：將上述藥材稍微過水後，加入 800c.c. 的水熬煮 30 分鐘，即可飲用。

【附　註】：八珍湯為四物湯加四君子湯所組成，適合血循不好且腸胃較弱的民眾服用；亦可加入生薑一起熬煮，有袪濕溫胃的功效。

十全大補湯

【藥　材】：當歸 3 錢、川芎 2 錢、白芍 3 錢、熟地 3 錢、黨參 3 錢、白朮 3 錢、茯苓 3 錢、炙甘草 2 錢、黃耆 3 錢、肉桂 1.5 錢、黑棗 3 顆。

【功　效】：改善氣血不足、精神倦怠、腳膝無力、手腳冰冷。

【步　驟】：1. 雞肉汆燙後去血水。

　　　　　　2. 加入上述藥材及適量米酒及水 1000c.c.，大火煮滾後，轉以文火續燉煮約 30 ～ 40 分鐘即可。

【附　註】：請留意若體質偏燥熱時，將熟地改為生地、肉桂改桂枝；天氣寒冷時可以加生薑或少量乾薑藥材。

執業中藥不可不知的藥膳配方

四神湯

【藥　材】：茯苓3錢、芡實3錢、蓮子5錢、山藥5錢、薏仁5錢、當歸2錢、
　　　　　　川芎2錢、米酒少許、鹽少許。

【功　效】：補脾健胃、益氣固精、改善食慾不振、適合腸胃吸收較弱者。

【步　驟】：　1. 將已經處理好的豬肚及上述藥材一起置於鍋中。
　　　　　　　2. 加水1000c.c. 及米酒，大火煮滾後改以小火續煮50分鐘。
　　　　　　　3. 放入鹽巴調味後即可關火上桌。

【附　註】：茯苓、芡實、蓮子、山藥為地道四神湯組成，薏仁則為坊間常見
　　　　　　的加方藥材；若為一般家庭建議可將山藥藥材改為新鮮山藥；外
　　　　　　出學子可用電鍋燉煮，電鍋外鍋請加3杯水，開關跳起後再悶
　　　　　　20分鐘。

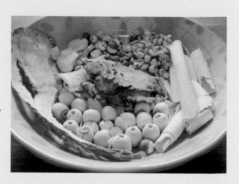

四神湯之組成藥材

薑母鴨

【藥　材】：當歸2錢、黨參1錢、桂枝1錢、川芎1錢、陳皮1錢、乾薑2錢、
　　　　　　紅棗3顆、炙甘草1錢、霍山石斛2錢。

【功　效】：溫胃袪濕、改善手腳冰冷。

【步　驟】：　1. 先熱鍋，鴨肉小火乾煸至出油。
　　　　　　　2. 再加入適量麻油快炒後。
　　　　　　　3. 轉大火加入上述藥材及水1000c.c. 煮滾轉小火，續煮30～
　　　　　　　　 40分鐘；若有長輩或小孩服用，建議續煮1小時，讓肉質更
　　　　　　　　 軟爛些，再關火即可上桌。

【附　註】：乾薑用量請依體質做調整，若於夏天可用生薑搭配運用。

燒酒雞

【藥　材】：枸杞 3 錢、黑棗 3 錢、桂枝 0.5 錢、炙甘草 1 錢、川芎 1 錢、黃
　　　　　耆 3 錢、小茴香 2 錢、八角茴香 2 錢、當歸 1.5 錢、黨參 1 錢。

【功　效】：改善氣血循環。

【步　驟】：1. 用麻油炒薑片，炒到薑片微乾脫水香氣出。
　　　　　2. 放入雞肉，炒到雞肉變白色。
　　　　　3. 加入上述中藥材、水 1000c.c. 及米酒，大火煮滾後轉小火，
　　　　　　續煮 30 分鐘後，加入鹽巴調味，關火即可起鍋。

【附　註】：米酒的用量請自行斟酌。

藥燉排骨

【藥　材】：當歸 5 錢、川芎 3 錢、白芍 2 錢、黃耆 3 錢、枸杞 5 錢、黨參 3
　　　　　錢、黑棗 5 錢、桂枝 2 錢、杜仲 3 錢、熟地 2 錢。

【功　效】：補氣血、明目顧腰部。

【步　驟】：1. 排骨汆燙去血水。
　　　　　2. 上述藥材稍微過水，水洗一下。
　　　　　3. 將排骨、藥材放入鍋子，加入水 1000c.c. 及適量米酒，大火
　　　　　　煮滾煮開轉小火。
　　　　　4. 續煮 40 分鐘，加入少許鹽巴，即可關火。

【附　註】：寒冷冬天可加薑片一起熬煮，若天氣稍熱可改加石斛入料理。

羊肉爐

【藥　材】：當歸 3 錢、黃耆 3 錢、何首烏 3 錢、杜仲 3 錢、黨參 3 錢、紅棗 3 錢、
　　　　　桂枝 1 錢、霍山石斛 2 錢、小茴香 2 錢、生薑 1 塊。

【功　效】：補益氣血、溫陽散寒。

【步　驟】：1. 羊肉切塊洗淨，汆燙去血水。
　　　　　2. 生薑洗淨拍碎。
　　　　　3. 將全部藥材、羊肉塊、生薑放入鍋中，加水 1000c.c. 及米酒
　　　　　　適量，先以大火煮滾後改為小火，續燉煮約 1 小時即可。

【附　註】：若怕羊肉的特殊氣味，可將生薑和米酒的比例稍微提高些。

悶熱「烤」季，
擴胸仰頭別老窩著

　　昨天夏至，也進入升學考試的考季，其中以 12 年國教話題炒得沸沸揚揚。許多家長及考生為了填志願，傷透腦筋，加上最近天氣潮濕且悶熱，對家有考生者而言，無非是心情及身體的負面影響。

　　臨床上，大部分的考生都是希望考前思緒清楚；考試期間腸胃穩定、體力好；考後希望心情穩定好入眠（這部分也包含了家長）。

　　其實，除了平日的努力用功，越接近考試，體力也得照顧好，可利用簡單的運動或散步，做擴胸仰頭運動，舒展筋骨，都比一直窩在書桌前好。

　　飲食養成攝取均衡，且要記得少量多喝水，取代咖啡、冷飲，這些對體力、腸胃、睡眠都是有幫助的。

　　至於孩子要怎麼用中藥補充體力？因為體質分虛實、寒熱不能亂吃、亂補，建議可找合格中醫師諮詢開方，藥師幫忙用藥把關，這樣才能達事半功倍之效果。

　　以下提供兩道簡易的藥食膳，供大家參考：

百合蓮子排骨湯

營養分析

熱量 (Kcal)	463
總碳水化合 (g)	18
蛋白質 (g)	276
脂肪 (g)	28

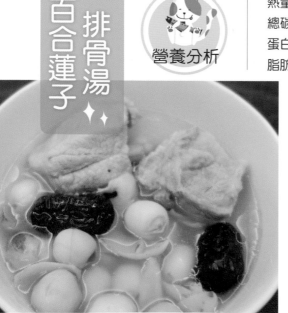

【藥食材】：百合 5 錢、蓮子 5 錢、排骨 200g、紅棗 3 錢、米酒 1T、鹽少許。

【步　驟】：排骨先汆燙，再將前述材料一起下鍋，燉煮約 30 分鐘，起鍋前，再加少許鹽巴。

【功　效】：安心寧神、開脾健胃。「百合」性味甘平，可潤肺寧心、解熱；「蓮子」性味甘溫，可健胃、補脾、收斂止瀉；「紅棗」性味甘溫，可補脾胃、潤心肺。

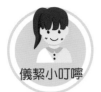

儀絜小叮嚀　可以個人體質調整適當藥材比例，如排便不順者，蓮子不宜多。

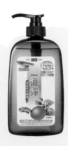

一滴淨洗碗精

使用含 99.5% 綠本（植物）元素一滴淨洗碗精來清潔餐具、食材，藥膳料理過程更放心。

薑片絲瓜炒文蛤

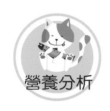

營養分析

熱量 (Kcal)	380
總碳水化合 (g)	22
蛋白質 (g)	7.9
脂肪 (g)	0.7

【藥食材】：生薑片 15g、絲瓜一條、文蛤 100g、枸杞 1 錢、油 2T、鹽少許、麻油少許、水少許。

【步　驟】：油炒薑片，放入絲瓜稍炒即可，加少許水，燜熱後，先放枸杞及鹽，最後加入文蛤炒至殼開，即可起鍋。

【功　效】：清暑解熱、潤肺明目。「絲瓜」性味甘平，可清熱除濕、利尿；「文蛤」性味鹹冷，可除煩渴、利尿、解酒；「枸杞」性味甘平，可潤肺、清肝明目；「生薑」性味辛溫，可除濕、溫胃。

若體質虛可用麻油炒薑片，薑片多放；反之則使用一般食用油，薑片用量減少；而文蛤本身含鹹味，鹽巴請斟酌用量；另外，也可用夏季食材牡蠣取代文蛤。

儀絜小叮嚀

※ 本文原載於 2014 年 6 月 22 日 自由時報 · 健康醫療版

有趣中藥小常識

　　蛤蜊在臺灣的傳統市場及生鮮超市普遍常見且容易購買烹煮，含有蛋白質，維生素 A、B_1、B_2，鈣、磷、鐵等營養素；且為衛生福利部所公告「可同時提供食品使用之中藥材」品項；在《本草綱目》屬在介部的中藥材，蛤蜊又稱文蛤為文蛤科（Veneridae）；其性味鹹冷，可除煩渴、利尿、解酒、有助於滋陰清熱、對濕熱性黃疸的人也有幫助。

　　另外值得一提的是蛤蜊的殼經由中藥炮製手法可製成海蛤粉，可以入藥，其具有清肺熱、止咳化痰的作用。其實，只要確定其來源不受汙染，利用簡易方式烹飪出如薑片絲瓜炒文蛤、薑絲蛤蜊湯等美味料理，這樣不僅讓全家都能享用到美食，亦能有保健功效喔！就如俗語所說「一兼二顧，摸蛤仔兼洗褲」！

蛤蜊又稱文蛤，是常見的海產料理原料之一。

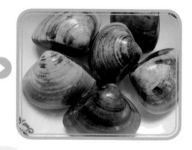

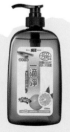

一滴淨洗碗精
選擇有法國 ECOCERT 認證的一滴淨洗碗精，食用安心，讓愛多一份保證！

執業中藥不可不知的藥膳配方

一般滷味包

【藥　材】：八角茴香 1.5 錢、桂枝 1.5 錢、小茴香 1 錢、花椒 1.5 錢、丁香 1 錢、
　　　　　　陳皮 5 分、黑胡椒粒 1 錢。

【步　驟】：將全部藥材打碎，再用過濾紙袋包裝即可。

【附　註】：滷包通常會以五香粉成份為主軸，再依主菜做配方調整。

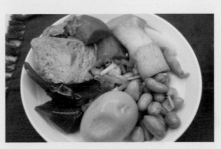

滷味成品

茶葉蛋滷包

【藥　材】：八角茴香 1 錢、小茴香 1 錢、甘松 1 錢、田香草 2 錢、桂皮 1 錢、
　　　　　　甘草 1 錢。

【步　驟】：將全部藥材打碎，再用過濾紙袋包裝即可。

牛肉滷包

【藥　材】：八角茴香 1.5 錢、桂枝 1.5 錢、小茴香 1 錢、花椒 1.5 錢、丁香 1 錢、
　　　　　　陳皮 5 分、草果 1 錢、山奈 5 分、甘草 1 錢、黑胡椒粒 1 錢。

【步　驟】：將全部藥材打碎，再用過濾紙袋包裝即可。

可口酸梅湯

【藥　材】：烏梅 3 錢、山楂 3 錢、甘草 2 錢、陳皮 2 錢、桂花 2 錢、冰糖 3 錢。

【功　效】：消暑止渴、開脾胃、解油膩。

【步　驟】： 1. 將上述藥材用過濾紙袋包裝。

　　　　　　 2. 藥袋放入鍋子加入 1500c.c. 的水，先泡浸 20 ～ 30 分鐘。

　　　　　　 3. 大火煮開，轉小火續煮 30 分鐘，加入適量冰糖，攪拌溶解後
　　　　　　　　即可關火。

【附　註】：若腸胃弱者，不建議空腹服用。

擁有好體力，
輕鬆上學趣

　　寒假結束開學之際，如何讓孩子盡快適應另一新學期的新生活，擁有好的體力很重要。除了平日作息時間調規律，假日亦可選擇簡單的戶外活動，這樣能舒展筋骨也可放鬆心情；飲食要均衡不偏食，避開含咖啡因及刺激性或含高糖份的飲料及食物，這樣才不會影響睡眠及學習專心度，也可以利用當令藥食蔬入菜，適時補充體力。

　　以下就分享兩道加入當令藥食材的適合膳食，家長不妨自己動手做做看。

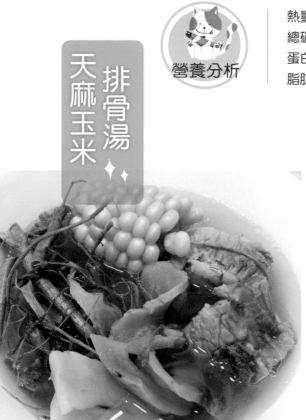

天麻玉米排骨湯

營養分析

熱量 (Kcal)	410
總碳水化合 (g)	25
蛋白質 (g)	21
脂肪 (g)	25

【藥食材】：天麻 3 錢、狗尾草一兩、玉米一支、小排 150g、鹽巴少許。

【步　驟】：
1. 將上述藥食材洗淨，玉米切段，小排汆燙後備用。
2. 備鍋，將全部藥食材加水一起煮，大火煮滾後轉小火，續煮 30 分鐘後，加入適量鹽巴即可關火。

【功　效】：開脾健胃，安定思緒。「天麻」性味甘平，可改善頭痛暈眩、幫助腦部循環；「狗尾草」性味甘微苦平，可開脾健胃，除濕；「玉米」性味甘平，可調中開胃、含有豐富營養素；「豬小排」含蛋白質跟鈣質。

儀絜小叮嚀

此道藥膳湯亦可使用電鍋燉即可完成；步驟如下：將藥食材放入電鍋內鍋加入 4-5 碗水，外鍋放入 2-2.5 杯水，等待電鍋開關跳起即可食用。

狗尾草燉雞湯是坊間常用的料理方式，時逢遇到禽流感疫情，雞肉供應來源屬不穩定時期，將肉品改為豬小排，取其含有鈣質及鐵質，口感也別有風味，家長可依孩子喜愛的肉品做更換，若喜歡偏甜湯品可斟酌加入少許枸杞，而枸杞本身具清肝明目的效用。

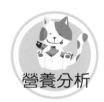

營養分析

熱量 (Kcal)	679
總碳水化合 (g)	64
蛋白質 (g)	72
脂肪 (g)	12

煎鮮魚 時蔬藥膳

【藥食材】：山楂 3 錢、生麥芽 5 錢、烏梅 3 錢、枸杞 2 錢、鴻喜菇 100g、地瓜 100g、鯪魚 600g、樹薯粉 1T、蔥一支、生薑 15g、醬油 2T、糖 1T、食用油 1T。

【步　驟】：

1. 調味汁：將山楂、生麥芽、烏梅打碎用過濾紙袋包裝，加適量水煮 20 分鐘後關火備用（將其分為兩等份）。

2. 主菜：將藥食材洗淨，地瓜削皮切小塊、蔥切段、鴻喜菇去蒂、生薑切片，地瓜放置電鍋中，外鍋放入一杯水蒸至開關跳起；鯪魚置於容器中，加入生薑及一份調味汁浸泡約 10 分鐘，用餐巾紙將魚肉沾乾，將魚身均勻沾上樹薯粉。鍋子加入適量油先潤鍋後，放入鯪魚煎至熟且兩面成金黃色即可起鍋擺盤。另一份調味汁再開火加入醬油及糖調味，放入蔥段及鴻喜菇煮滾，再小火續煮 10 分鐘後，淋上已擺盤的魚肉上，最後放上蒸軟地瓜即可上桌。

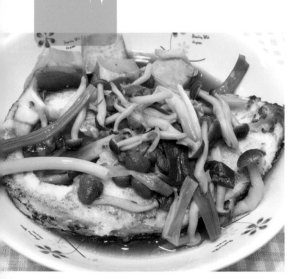

【功　效】：補充營養，增強體力。「麥芽」性味甘平，可行氣消積、健脾開胃，對於澱粉類消化幫助大；「烏梅」性味酸澀溫，可生津止渴、清熱解毒、對肉食消化幫助大；「山楂」性味酸甘微溫，可健脾行氣、消食磨積；「枸杞」性味甘平，可清肝明目、益氣潤肺；「鴻喜菇」含蛋白質、胺基酸；「地瓜」含有蛋白質、膳食纖維、β-胡蘿蔔素、維生素 A、B 群、C、鈣、磷；「鯎魚」含蛋白質。

儀絜小叮嚀

有兩句民間諺語說明了此道藥膳中的主角鯎魚的產季及其營養價值，如「春鯎冬嘉納」直接說明了鯎魚美味產季大約於冬末春天之際；而「有錢吃鯎，沒錢免吃」則說明了鯎魚的營養價值。料理鮮魚可依時令做更換；因為考量孩童多喜歡香酥口感，所以主菜採用香煎方式，來提高孩子的進食意願；另外也可以利用調味汁直接用湯煨手法來料理此道藥膳。

※ 本文原載於 2017 年 4 月 21 日 自由時報 · 健康醫療版

有趣中藥小常識

狗尾草介紹

藥材	狗尾草
別　　名	通天草、狗尾荅仔、狐狸尾
來　　源	豆科 (Leguminosae) 植物狐狸尾 *Uraria crinita* (L.) Desv. ex DC. 的粗莖及根
性　　味	甘、微苦，平
成　　份	全草含黃酮苷、醣類、維生素
功　　效	開脾健胃、清熱除濕
說　　明	本品一般建議採收栽培 2 年者，藥效較佳。常以燉雞湯食用，湯品稱「狗尾雞」，坊間取諧音寫成「九尾雞」。

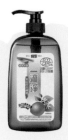

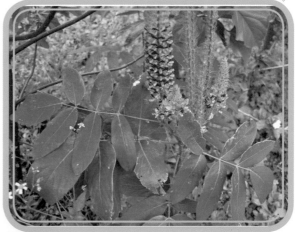

狗尾草的花序很漂亮，像狐狸的尾巴，故有狐狸尾之別名。

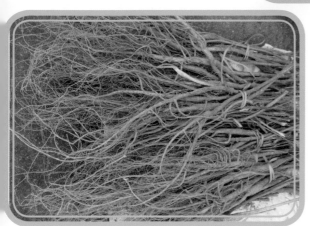

常見於菜市場販售尚未清洗的新鮮「狗尾草」藥材

「狗尾草」藥材飲片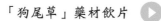

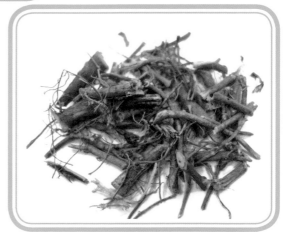

照顧長輩，
吃對藥更康健

農曆9月9日是重陽節，重陽節的實質意義，應該是提醒我們要關心家中的長輩。老年人因為身體機能逐漸退化，生理上難免會有些小毛病，甚至有慢性病的問題；心情上較易煩惱，甚至有憂鬱的傾向，子女除了噓寒問暖外，還應留心會影響他們健康的生活細節。如有慢性疾病者建議善用藥盒，藥物正確分裝，才不用擔心有漏掉，甚至重複吃藥的情況；切記不亂吃藥。因為不論中西藥或是保健食品，都是有配伍禁忌的問題，吃對是健康、用錯了就會傷身。

若長輩行動自如，可參加一些社團、或是每天散散步，因為適量陽光除了能幫助維生素 D 的產生，還能讓人心情放鬆。中醫藥在改善老人疾病，如：骨質疏鬆、記憶退化、心情憂鬱等是有成效的，但用藥前，一定要找專業的中醫師看診，量身開方，藥師用藥把關，才能真正照顧長者身心健康。

以下介紹兩道適合老年人的藥食膳，以供子女們為長輩準備飲食之參考：

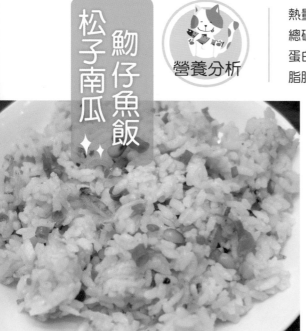

松子南瓜魩仔魚飯

營養分析

熱量 (Kcal)	163
總碳水化合 (g)	16
蛋白質 (g)	8.5
脂肪 (g)	8.2

【藥食材】：松子 3 錢、南瓜 100g、紅蘿蔔 15g、魩仔魚 20g、蔥末少量、蒜末少量。

【步　驟】：

1. 將上述藥食材洗淨，南瓜、紅蘿蔔削皮，南瓜切小塊、紅蘿蔔切末。
2. 米飯煮好放涼，將南瓜、紅蘿蔔蒸熟後跟米飯拌勻入色。
3. 另起油鍋先炒香松子，接著少許蒜泥續炒後，放入魩仔魚炒熱，再加米飯拌炒，放入適量鹽調味，最後放入蔥花炒熟即可起鍋。

【功　效】：補充元氣、溫胃潤肺。「南瓜」性味甘溫，補中益氣、富含多種營養素；「松子」性味甘溫，可溫胃潤肺、治體虛便秘；「魩仔魚」含鈣質、蛋白質，「紅蘿蔔」含 β - 胡蘿蔔素。

儀絜小叮嚀

此道藥膳料理因為考量老人家的咀嚼功能，因此使用魩仔魚；松子若保存不當容易產生油耗味即所謂的變質，建議斟酌購買量，將松子包裝封存好，放入冰箱冷藏，會比放置室溫效期延長些。

山藥海帶芽 紅棗排骨湯

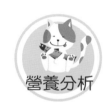

營養分析

熱量 (Kcal)	429
總碳水化合 (g)	32
蛋白質 (g)	21
脂肪 (g)	22

【藥食材】：新鮮山藥 150g、海帶芽 10g、紅棗 3 錢、排骨 150g、米酒 2T、麻油少量。

【步　驟】：

1. 海帶芽泡軟再加工切碎，排骨汆燙後，瀝掉血水。
2. 加入全部藥食材及水煮滾後，轉小火約 30-40 分鐘後，加入適量鹽巴及幾滴麻油即可關火。

【功　效】：補充營養、改善虛弱。「山藥」性味甘平，治脾胃虛弱、滋養強壯；「紅棗」性味甘溫，可補氣養血；「海帶芽」含鈣、碘微量元素；「排骨」含蛋白質、鈣質、脂質。

此道藥膳料理，也可用電鍋燉煮，外鍋建議放 2-3 杯水，待電鍋開關跳起後，再加入鹽巴及麻油；泡軟海帶芽時可加幾滴醋，目的為幫助海帶芽軟化。

儀絜小叮嚀

※ 本文原載於 2014 年 10 月 1 日 自由時報 ・ 健康醫療版

有趣中藥小常識

Q：紅棗和黑棗有什麼不同？

A：其實兩者來自同一種植物，為鼠李科（Rhamnaceae）植物棗 *Ziziphus jujuba* Mill. 的乾燥成熟果實，兩者統稱為大棗。因加工方式的不同，而有紅棗、黑棗之分別，曬乾之後為紅棗；低溫烘培之後，果皮顏色較深稱為黑棗。大部份處方藥材多用紅棗入藥，食補藥膳上除了紅棗外也會使用黑棗。紅棗以表面暗紅色帶光澤，黑棗為烏黑色，有不規則皺紋，肉厚飽滿且核小、具甜味者較佳。

紅棗及黑棗的原植物皆為鼠李科植物棗 ▶

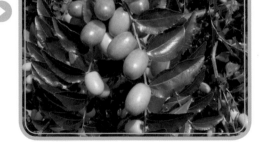

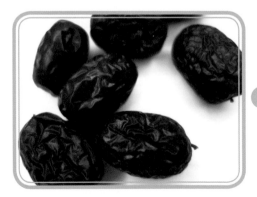

◀ 紅棗藥材

黑棗藥材 ▶

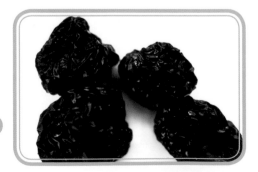

執業中藥不可不知的藥膳配方

當歸鴨

【藥　材】：川芎5錢、桂枝3錢、肉桂1錢、當歸5錢、炙甘草1錢、熟地3錢。

【功　效】：改善循環、溫暖四肢。

【步　驟】：1. 將上述藥材（除肉桂粉外）裝入過濾紙袋。

　　　　　　2. 將鴨肉汆燙去血水。

　　　　　　3. 鍋中加冷水1000c.c.、鴨肉、米酒及上述藥膳包。

　　　　　　4. 待水滾後，轉小火燉煮50分鐘後放入肉桂粉小心攪拌再煮5～10分鐘。

　　　　　　5. 最後加入鹽，即可關火。

　　　　　　6. 煮好的麵線放入碗公，再加上當歸鴨湯即成為當歸鴨麵線。

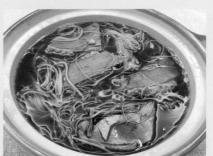

當歸鴨麵線

【附　註】：天氣較熱時，桂枝跟肉桂的比例可斟酌調整，炙甘草改用生甘草。

肉骨茶

【藥　材】：陳皮3錢、川芎3錢、枸杞3錢、桂圓5錢、甘草3錢、桂枝2錢、丁香0.5錢、八角茴香2錢、白胡椒2錢、蒜頭5枚。

【功　效】：補血活絡、滋陰開竅。

【步　驟】：1. 蒜頭拍碎，用油稍為煸香。

　　　　　　2. 將上述藥材用過濾紙袋裝起（枸杞、桂圓除外）。

　　　　　　3. 排骨汆燙去血水。

　　　　　　4. 備鍋將藥材跟1200c.c.的水先煮15分鐘。

　　　　　　5. 加入排骨肉，續煮15分鐘。

　　　　　　6. 加入2T醬油和少許鹽，用小火煮1小時。

【附　註】：肉骨茶並非茶，而是一道中藥料理，可以依四季將藥材做調整配方。

敬老從日常保健起，讓長輩元氣滿滿

今天是九九重陽節，隨著醫學進步，老年人口逐漸增加。如何讓家中長輩快樂生活是很重要的課題。

老年人因身體機能退化，難免會有些身體不適現象，除了要提醒長輩定期做身體健康檢查外，若有慢性疾病，要關心他們的服藥情況。

飲食應少量多餐，注意營養攝取，調適心情也很重要，多鼓勵長輩和親友互動，養成每日運動或散步的習慣，培養正當的休閒嗜好，甚至能外出旅遊等，唯有身心愉快，才能健康生活。

以下介紹兩道利用當令藥食材烹煮出適合老人家的元氣藥食膳：

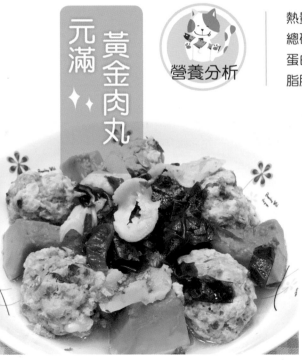

元滿 黃金肉丸

營養分析

熱量 (Kcal)	576
總碳水化合 (g)	38
蛋白質 (g)	40
脂肪 (g)	28

【藥食材】：天麻 3 錢、黃精 3 錢、豆薯 100g、南瓜 100g、海帶芽 15g、豬絞肉 200g、香菜少許、米酒 2T、鹽巴少許、太白粉 1T。

【步　驟】：

1. 將上述藥食材洗淨，天麻跟海帶芽分開泡水備用。黃精剪成小丁，豆薯、南瓜削皮。
2. 豆薯用乾淨袋子包著搗碎、南瓜切塊，將豆薯、黃精、豬絞肉、適量米酒、鹽巴及太白粉混合抓勻，捏成肉丸子形狀，將肉丸子跟南瓜擺盤，再放上天麻及海帶芽。

3. 用剛剛浸泡天麻的水來蒸，電鍋的外鍋放一杯水蒸至開關跳起時，小心放入洗淨香菜再燜 5 分鐘後，即可上桌食用。

【功　效】：提昇體力、改善記憶。「天麻」性味甘平，改善頭痛暈眩、幫助腦部循環；「黃精」性味甘平，可補中益氣、滋陰潤肺；「南瓜」性味甘溫，補中益氣、富含多種營養素；「海帶芽」含鈣、碘、其他微量元素；「豆薯」含膳食纖維、維生素 A、C 及鈣；「豬絞肉」含蛋白質。

儀絜小叮嚀

高中同學在某生技公司擔任大廚，他問到豆薯怎麼會用拍碎的方式（一般都是切塊）？此道創意藥膳因考量到長輩有的咀嚼跟吸收能力較弱，所以將豆薯拍碎入菜，一來讓其甜味跟豬絞肉能更融合，也讓營養更易吸收。

豆薯為常見的根菜類之一

活力四射

營養分析

熱量 (Kcal)	585
總碳水化合 (g)	39
蛋白質 (g)	39
脂肪 (g)	32

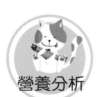

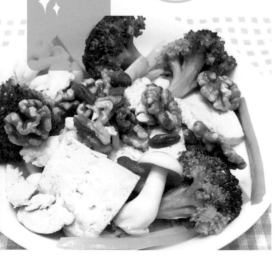

【藥食材】：核桃仁 5 錢、枸杞 2 錢、花椰菜 100g、雞肉 150g、鴻喜菇 50g、碧玉筍 50g、板豆腐 200g、蒜頭 3 枚、米酒 1T、鹽巴少量。

【步　驟】：
1. 將花椰菜、雞肉、鴻喜菇、碧玉筍、板豆腐洗淨，花椰菜、鴻喜菇切小朵、雞肉切條、板豆腐切小片、碧玉筍切段後。
2. 適量冷油及蒜頭一起下鍋，待稍微有蒜香時，先加入雞肉條炒至五分熟，再放入花椰菜、鴻喜菇、碧玉

筍、枸杞、米酒拌炒後加入適量水燜熟，加入少許鹽巴調味後，起鍋備用。

3. 將板豆腐兩面炒至稍微金黃色，轉小火，放入核桃仁炒至香味出後關火。起鍋放置盤中，再加入剛剛料理好的雞肉食蔬，即可上桌。

【功　效】：補充營養、增強活力。「核桃仁」性味甘溫，滋補肝腎、延緩老化；「枸杞」性味甘平，可清肝明目、益氣潤肺；「豆腐」性味甘鹹寒，清熱散血、和脾胃；「花椰菜」含維生素 B_1、B_2、C、膳食纖維；「鴻喜菇」含蛋白質、胺基酸。「雞肉」性味甘溫，可溫中補虛、含蛋白質及維生素；「碧玉筍」含維生素 A、C、膳食纖維。

儀絜小叮嚀

此道藥膳希望藉由鮮豔的色澤及香氣來提高長輩們的食慾；建議使用雞胸肉其肉質軟嫩比較適合長輩咀嚼；碧玉筍也稱「翠玉筍」，是金針幼嫩的葉基部，正常栽培的金針在植株生長強健時，將其地上部齊地切除，留約 20 公分長度，將外葉及老葉切除後，就是碧玉筍。

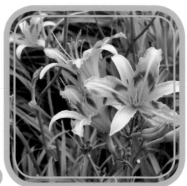

金針為「碧玉筍」之原植物 ▶

※ 本文原載於 2016 年 10 月 9 日 自由時報 · 健康醫療版

有趣中藥小常識

枸杞全株都可入藥如葉為天精草、果實為枸杞子、根皮為地骨皮，屬於高經濟價值之藥用植物。

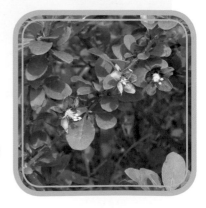

枸杞為高經濟價值的保健植物之一 ▶

藥材	枸杞子	地骨皮
別　　名	枸杞、甘杞子、甜菜子	杞根、地節、紅月附根、狗奶子棍
來　　源	茄科（Solanaceae）植物枸杞 *Lycium chinense* Mill. 或寧夏枸杞 *L. barbarum* L. 的乾燥成熟果實	茄科（Solanaceae）植物枸杞 *Lycium chinense* Mill. 或寧夏枸杞 *L. barbarum* L. 的乾燥根皮
性　　味	甘，平	甘、淡，寒
功　　效	清肝明目、益氣潤肺	清熱涼血、清肺降火、更年期症狀

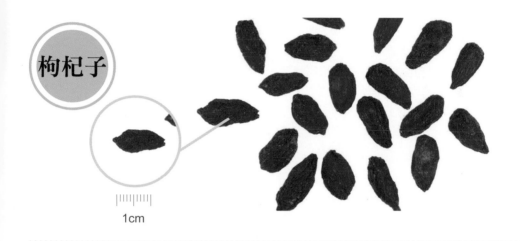

枸杞子

1cm

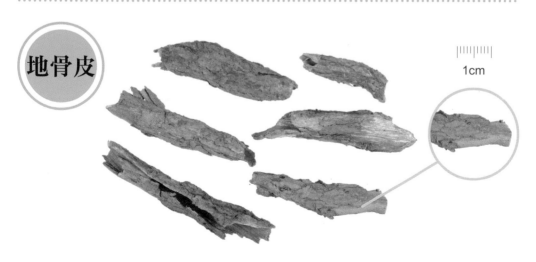

地骨皮

1cm

當令藥食材入菜，
幫長輩暖身補得巧

冬天氣溫下降，普遍會想藉由吃來暖暖身體，也就是所謂的吃「補」，但老年人因為身體機能退化，冬天容易出現手腳冰冷，呼吸道及心血管循環系統較弱，也有人有慢性病，所以在幫長輩準備「補」品時，一定要有正確的食用觀念。如代表大吉大利的柑橘性味偏冷且糖分較高，只能適量攝取；若有服用西藥時，可請教醫師或藥師需注意和哪些食物併服會產生不良交互反應，以免傷身。

善用當令的藥食材入菜，讓長輩們吃得營養均衡且好吸收，這樣「補」就有加分效果。以下介紹兩道利用當令藥食材入菜，適合長輩的簡單藥食膳。

核桃美味
肉丸子

營養分析

熱量 (Kcal)	748
總碳水化合 (g)	55
蛋白質 (g)	47
脂肪 (g)	38

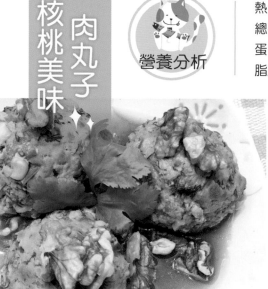

【藥食材】：荸薺 50g、核桃 3 錢、山楂 2 錢、新鮮玉米一支、茴香 50g、高麗菜 100g、紅蘿蔔 20g、豬絞肉 200g、米酒 2T、醬油 2T、冰糖 6g、太白粉 1T。

【步　驟】：

1. 調味醬汁：取適量水和山楂、醬油、糖、米酒一起煮約 20 分鐘後關火，湯汁分成二等分備用。
2. 主菜：將藥食材洗淨（核桃除外），荸薺去皮拍碎；玉米取果粒；茴香、高麗菜、紅蘿蔔剁碎，將處理好的

藥食材跟豬絞肉一起放入容器中，加入一等分的調味醬汁跟適量的太白粉，攪拌均勻後捏成肉丸子，放入蒸籠中蒸約 15-20 分鐘，即可關火。

3. 起鍋擺盤，先淋上另一分備用的調味醬汁，再放上用小火稍微乾煎的核桃，即可上菜。

【功　效】：開胃消食、幫助營養吸收。「荸薺」性味甘微寒滑，可益氣安中，開胃消食；「核桃」性味甘溫，滋補肝腎、延緩老化；「山楂」性味酸甘微溫，可健脾行氣、消食磨積、散瘀化痰；「玉米」性味甘平，可調中開胃、含有豐富營養素；「茴香」有健胃，行氣的功效；「高麗菜」含有維生素 B、C、鈣、磷、膳食纖維；「紅蘿蔔」含 β-胡蘿蔔素、膳食纖維；「豬絞肉」含蛋白質。

儀潔小叮嚀　荸薺、茴香、高麗菜為冬季時蔬可依季節做變化，善用當季食材不僅鮮甜，價格也較為親民；若長輩吃素者可用板豆腐取代豬絞肉。

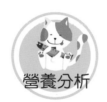

營養分析

熱量 (Kcal)	382
總碳水化合 (g)	25
蛋白質 (g)	25
脂肪 (g)	19

玉竹南瓜雞肉湯

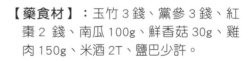

【藥食材】：玉竹 3 錢、黨參 3 錢、紅棗 2 錢、南瓜 100g、鮮香菇 30g、雞肉 150g、米酒 2T、鹽巴少許。

【步　驟】：將藥食材洗淨，南瓜去皮切塊後，藥食材一起放入鍋中加入適量水，大火煮滾後轉小火，續煮 30 分鐘後，加入少許鹽巴即可關火上桌。

【功　效】：安心除煩、補中益氣。「黨參」性味甘平，可補中益氣、除煩渴；「玉竹」性味甘平，可補中益氣、潤心肺、除煩渴；「紅棗」性味甘溫，可補脾胃、

潤心肺。「南瓜」性味甘溫，補中益氣、富含多種營養素；「雞肉」性味甘溫，可溫中補虛、含蛋白質及維生素；「香菇」富含胺基酸。

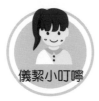

儀絜小叮嚀

此道藥膳可視長輩咀嚼能力，調整烹飪的時間長短及藥食材的體積大小；可去除雞皮減少油膩感；也可以將雞肉跟香菇去除，做成甜湯食用。

※ 本文原載於 2017 年 1 月 22 日 自由時報 ・ 健康醫療版

有趣中藥小常識

　　茴香菜有其特殊香氣，為冬季時蔬代表之一，而其成熟果實為常用來做香料的中藥材小茴香。

藥食材	茴香菜	小茴香
別　　名	茴香、草懷香、香絲菜	小茴、小香、角茴香、谷茴香
來　　源	繖形科（Umbelliferae）植物茴香 *Foeniculum vulgare* Mill. 的新鮮莖葉	繖形科（Umbelliferae）植物茴香 *Foeniculum vulgare* Mill. 的乾燥成熟果實
性　　味	甘、辛，溫	辛，溫
功　　效	健胃行氣、散寒止痛	理氣健胃、散寒止痛

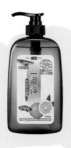

一滴淨洗碗精

使用含 99.5% 綠本（植物）元素一滴淨洗碗精來清潔餐具、食材，藥膳料理過程更放心。

茴香菜

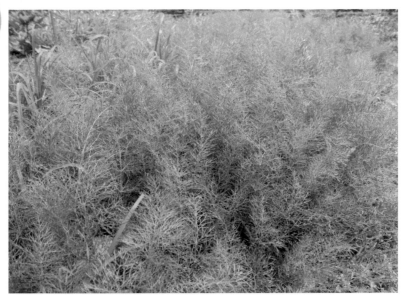

小茴香

1cm

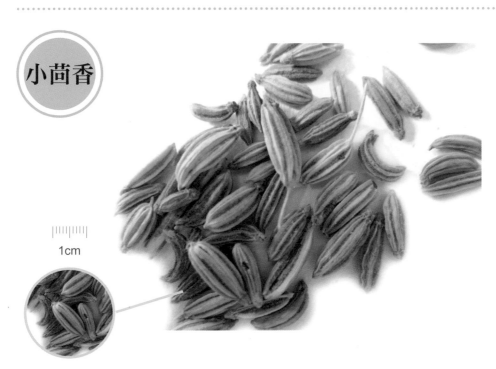

春天來報到，
調養身體好時機

　　春天來了，代表萬物處於新生萌芽開端之際，以中醫理論，春天屬木為養肝的季節，就五行觀念中，「木」對應為綠色，建議可食當令綠色蔬菜或選擇入肝經養肝的中藥材來保養身體，諺語中就有「二月韭」，可以用來做藥食膳：

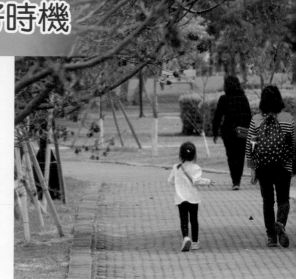

蝦仁腐皮捲

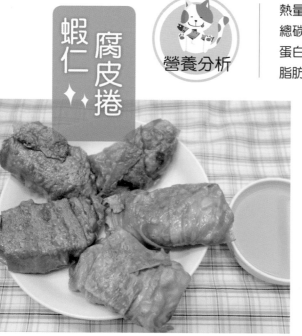

營養分析

熱量 (Kcal)	291
總碳水化合 (g)	32
蛋白質 (g)	29
脂肪 (g)	5

【藥食材】：

＊「腐皮捲」：蝦仁 150g、荸薺 50g、韭菜 50g、薑 10g、香菜少許、乾腐皮 2 片、鹽少許、冰糖少許。

＊「沾醬」：番茄一顆、麥芽 5 錢、烏梅 3 錢、冰糖 1T。

【步　驟】：

＊沾醬的做法：先將烏梅、麥芽兩者打碎後，加冰糖及水煮 10 分鐘後，放入番茄，滴幾滴油，小火煮至皮肉分離後，關火備用。

＊主菜的做法：

1. 乾腐皮泡軟，韭菜、香菜、薑、荸薺洗淨，韭菜、香菜切小段，薑切末，荸薺削皮後，裝入塑膠袋內，並用刀背拍碎。

2. 蝦仁洗淨去腸泥，用刀背輕拍後放入容器中，加入調味料抓至有黏性，再放入韭菜、香菜、薑末拌勻，將腐皮裁剪至所需大小，放置餡料包捲好，先加油潤鍋後，開小火將腐皮捲放入，再開中火煎至內餡熟透，皮呈金黃色後起鍋盛盤，「蝦仁腐皮捲」就完成了；再將沾醬倒入小碟即可上桌。

【功　效】：益氣安中，開胃消食。「韭菜」性味辛甘溫，可安五臟除胃熱、助腎暖腰膝；「荸薺」性味甘微寒滑，可益氣安中，開胃消食；「烏梅」性味酸澀溫，可生津止渴、清熱解毒，對肉食消化幫助大；「麥芽」性味甘平，可行氣消積、健脾開胃，對於澱粉類消化幫助大；「生薑」性味辛溫，可除濕、溫胃；「蝦」性味甘溫，含蛋白質、脂肪、胺基酸、維生素 A、E；「番茄」含維生素 C、胡蘿蔔素。

儀絜小叮嚀　此道料理亦可使用電鍋蒸的方式。

營養分析

熱量 (Kcal)	594
總碳水化合 (g)	43
蛋白質 (g)	44
脂肪 (g)	28

綠意香菇堡

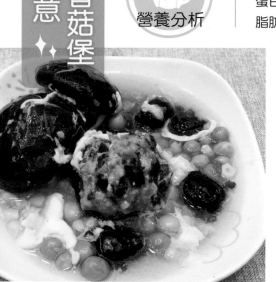

【藥食材】：豌豆 30g、紅棗 5 錢、玉米半支、韭菜 50g、豬絞肉 150g、香菇四朵、蛋一顆、鹽少許、冰糖少許、香油少許、太白粉少許。

【步　驟】：

1. 韭菜、豌豆、香菇、玉米洗淨，玉米切取玉米粒，香菇泡軟備用。

2. 韭菜切小段後放入容器，加入絞肉及調味料抓勻，裝入香菇傘中，用小火蒸 10-15 分鐘。

3. 另將豌豆、紅棗、玉米加適量水及

少量米酒煮約 10 分鐘後，少量太白粉勾芡，再加入蛋白稍微攪拌起鍋，淋於香菇堡上即可上桌。

【功　效】：益中平氣、補充營養。「豌豆」性味甘平，可消渴、益中平氣；「玉米」性味甘平，可調中開胃、含有豐富營養素；「紅棗」性味甘溫，可補脾益氣、緩倦怠；「豬肉」含蛋白質；「香菇」含胺基酸。

儀絜小叮嚀

豬肉可用牛肉替代，而素食者可用板豆腐取代。

※ 本文原載於 2016 年 3 月 27 日 自由時報・健康醫療版

有趣中藥小常識

臺灣有句諺語：「正月蔥、二月韭、三月莧、四月蕹、五月匏、六月瓜、七月筍、八月芋、九芥藍、十芹菜、十一蒜、十二白」說明了蔬菜的最美味的採收季節。而二月韭（菜）是屬《本草綱目》菜部中的藥材，在民國 95 年衛生署明文公告「可同時提供食品使用之中藥材」其中蔬菜類即有韭菜，但是不含種子，韭菜子仍屬中藥材規範。

藥食材	韭菜	韭菜子
別　名	扁菜、豐本、草鍾乳、懶人菜、長生韭	起陽子、韭子
來　源	百合科（Liliaceae）植物韭菜 *Allium tuberosum* Rottl. ex Spreng. 的新鮮全草	百合科（Liliaceae）植物韭菜 *Allium tuberosum* Rottl. ex Spreng. 的乾燥成熟種子
性　味	辛、甘，溫	辛、甘，溫
功　效	安五臟、除胃熱、助腎、暖腰膝	小便頻數、遺尿、腰膝酸軟冷痛

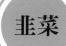

韭菜

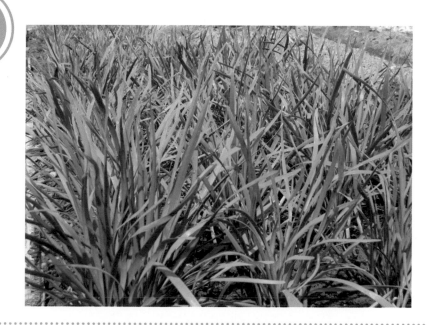

韭菜子

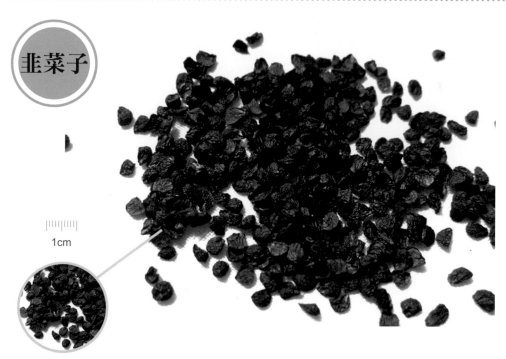

1cm

多喝水勤防曬，
拒絕暑熱找麻煩

　　最近的天氣型態不是豔陽高照就是傾盆大雨，除了造成生活不便外，身體的負擔也相形增加。

　　面對悶熱的天氣，基本照護如防曬保養不能少；應注意流汗量及充足的飲水量，切記不憋尿；進出冷氣房時不急躁，門口稍做停留，讓身體適應外界溫度再離開等。一旦發現有頭痛、頭暈、噁心、腸胃不適者，可能是體溫調解中樞功能失常，導致暑熱產生，即所謂的中暑現象，一般輕微症狀可藉由刮痧，讓患者在涼爽舒適的環境中休息，飲食清淡，應可緩解不適感，但切記若是暑熱現象明顯者，建議找醫師就診，以確保自身安全。夏季儘量避免吃容易上火，例如辛辣、油炸等食物，應多選擇輕爽營養的食材，也是保養身體不錯的方式，以下分享兩道利用當令食材入菜的夏季抗暑藥膳、茶飲。

黃金白玉雞

營養分析

熱量 (Kcal)	473
總碳水化合 (g)	48
蛋白質 (g)	29
脂肪 (g)	19

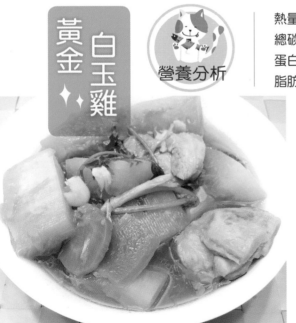

【藥食材】：南瓜 100g、西瓜白肉 100g、紅蘿蔔 50g、雞肉 200g、香菜少許、蒜頭 3 枚、米酒 2T、醬油 2T。

【步　驟】：

1. 將前述藥材洗淨，南瓜、西瓜白肉、紅蘿蔔去皮切塊，雞肉切塊汆燙。

2. 蒜頭拍碎後，蒜頭冷油下鍋稍微炒過，放入雞肉炒香，加入南瓜、西瓜白肉、紅蘿蔔、米酒續炒後，加進適量水跟醬油煮滾後，轉小火煮15 分鐘，再放入香菜即可關火，燜

一下即可起鍋食用。

【功　效】：清暑消渴、溫中補虛。「南瓜」性味甘溫，補中益氣、富含多種營養素；「西瓜白肉」性味甘涼，可消煩渴、解暑熱；「紅蘿蔔」含 β- 胡蘿蔔素、膳食纖維；「雞肉」性味甘溫，可溫中補虛、含蛋白質及維生素。

儀絜小叮嚀　西瓜白肉經由料理烹煮後可降低其涼性，建議吃西瓜要斟酌自身腸胃情況，還有食用的時間要避免過晚，否則如同臺灣諺語所云：「暗頭仔呷西瓜，半暝仔反症。」可就得不償失。

抗暑 清涼茶飲 ✦✨

營養分析

熱量 (Kcal)	135
總碳水化合 (g)	35
蛋白質 (g)	0.4
脂肪 (g)	0.2

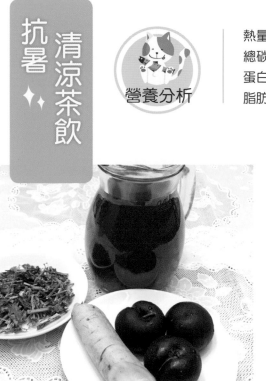

【藥食材】：牛蒡根 100g、薄荷 5 錢、紅肉李 3 顆、冰糖 2T。

【步　驟】：
1. 將前述食材洗淨，牛蒡皮稍微刮除，切薄片，李子壓碎放在容器中備用。
2. 將牛蒡片跟薄荷加水煮約 15-20 分鐘後，加入壓碎李子肉跟冰糖，稍微攪拌，即可關火，待涼即可飲用。

【功　效】：抗暑清涼、消散風熱。「牛蒡」性味苦寒，可發汗、利尿、幫助

排便；「薄荷」性味辛涼，治頭痛頭風、消散風熱；「紅肉李」性味甘酸，可去痼熱、除水氣，含豐富花清素。

儀絜小叮嚀　紅肉李為當令水果，建議皮洗乾淨一起使用，一般認為皮的營養含量更高，可視季節變化做調整；若家中孩子有便秘情況，亦可將冰糖改為蜂蜜，因為蜂蜜不適合高溫，步驟改為待茶飲溫度稍降後再加入蜂蜜即可。

※ 本文原載於 2016 年 7 月 16 日 自由時報 · 健康醫療版

有趣中藥小常識

　　雖然牛蒡根和牛蒡子源於同一種植物，但以衛生福利部所公告「可同時提供食品使用之中藥材」中，牛蒡根為其中一項，而牛蒡子則仍屬藥材規範。

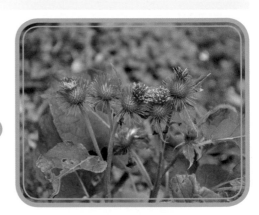

開花的牛蒡 ▶

藥食材	牛蒡根	牛蒡子
別　名	東洋牛鞭菜、白肌人參、吳帽、夜叉頭、牛菜、鼠粘、蒡翁菜	惡實、大力子、黑風子、大牛子、鼠粘子、鼠尖子
來　源	菊科（Asteraceae）植物牛蒡 *Arctium lappa* L. 的新鮮根	菊科（Asteraceae）植物牛蒡 *Arctium lappa* L. 的乾燥成熟果實
性　味	苦，寒	辛、苦，寒
功　效	發汗、利尿、幫助排便	疏風解熱、宣肺透疹

牛蒡根

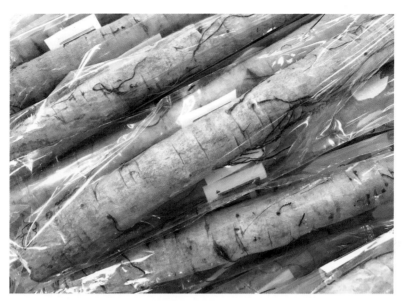

牛蒡子

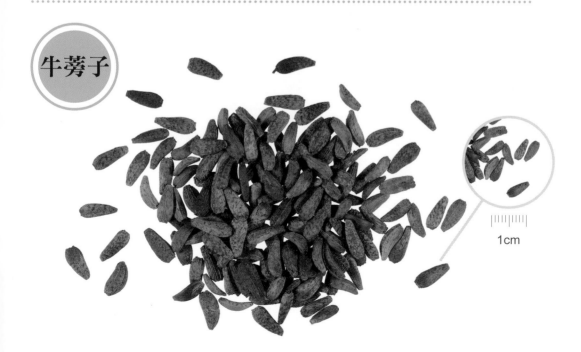

1cm

過敏？感冒？
秋涼別忽略身體保健

最近天氣轉涼，很有秋天的氣息，但也因早晚溫差變化大，稍不留意衣服的加減，可能就會著涼。

臨床上發現，秋冬季節轉換，除了感冒以外，過敏人數也會增多。常見症狀有咳嗽、鼻癢、打噴嚏、流鼻水、眼睛癢、眼睛酸澀，甚至有皮膚乾癢等。症狀嚴重時，還會影響生活作息。可見季節變化引起的過敏症狀，對身體的影響，不容小覷。

在日常中的保養，除了衣服穿著合宜外，要適當補充水分、避免喝冰水與冷飲；要有充足睡眠、不熬夜；營養均衡、不挑食；注意洗澡水溫、不宜過熱（可能造成皮膚乾癢）、過冷（可能導致著涼）。

不過，感冒、感染跟過敏，有時不好分辨，建議若是咳嗽、打噴嚏、流鼻水等一些症狀明顯，要趕緊看醫師，對症下藥，這樣才能確保身體安康。

以下介紹兩道以秋天當令藥（食）材，做的簡單藥膳，來保養身體：

蓮藕玉米排骨湯

營養分析

熱量 (Kcal)	499
總碳水化合 (g)	45
蛋白質 (g)	23
脂肪 (g)	24

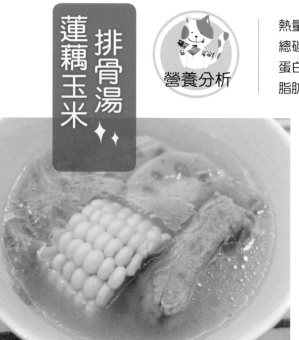

【藥食材】：蓮藕 100g、玉米（最好含鬚）一支、豬小排 150g、米酒 2T。

【步　驟】：
1. 豬肉汆燙後，玉米洗淨切段，蓮藕洗淨、去皮切片。
2. 先將蓮藕和豬肉下鍋，加水及適量米酒一起煮。約 30 分鐘後，再加入玉米續煮 10 分後，加入適量鹽巴即可熄火。

【功　效】：清熱除煩、安神益胃。「蓮

藕」性味甘平,可清熱除煩、安神益胃;「玉米」性味甘平,可調中開胃、含有豐富營養素;「玉米鬚」可利尿。

儀絜小叮嚀

蓮藕一旦削皮,請立即烹煮,避免氧化變黑;玉米鬚可水洗乾淨後和藥食材一起烹煮,有利尿的功效。

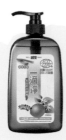

一滴淨洗碗精

選擇有法國 ECOCERT 認證的一滴淨洗碗精,食用安心,讓愛多一份保證!

梨子甜湯 粉光珠貝 ✦

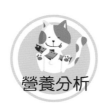

營養分析

熱量 (Kcal)	99
總碳水化合 (g)	26
蛋白質 (g)	0.5
脂肪 (g)	0

【藥食材】:西洋參 5 錢、珠貝 5 錢、梨子一顆、生薑 5g、冰糖 1T。

【步　驟】:
1. 梨子削皮切片,放入容器。
2. 再放入洗淨的西洋參、珠貝、生薑,加入適量水及少許冰糖放入電鍋,外鍋放 1.5 杯水,待煮好跳起,再續燜 10 分鐘後即可。

【功　效】:潤肺解熱、鎮咳祛痰。「梨」性味甘微酸寒,解熱鎮咳、止渴解酒;「西洋參」性味苦甘涼,補肺降火、

滋補強壯;「珠貝」性味苦甘微寒,鎮咳祛痰、潤肺解熱;「生薑」性味辛溫,芳香健脾、祛濕溫胃。

藥食材在蒸煮過程中,可以降低其寒性,加薑片也有此效能;冰糖請自行斟酌用量。

儀絜小叮嚀

※ 本文原載於 2014 年 10 月 16 日 自由時報 · 健康醫療版

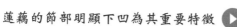
有趣中藥小常識

民間有句諺語:「荷蓮一身寶,秋藕最補人」說明了秋天是蓮藕的盛產期。

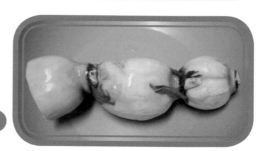

蓮藕的節部明顯下凹為其重要特徵 ▶

藥材	蓮藕	藕節
別　　名	藕實、澤芝、靈根、西施臂	光藕節、藕節巴
來　　源	蓮科（Nelumbonaceae）植物 *Nelumbo nucifera* Gaertn. 的乾燥地下根莖	蓮科（Nelumbonaceae）植物 *Nelumbo nucifera* Gaertn. 的乾燥地下根莖節部
性　　味	甘,寒（生品:甘,涼;熟食:甘,平）	甘、澀,平
功　　效	清熱除煩、安神益胃、涼血止血	散瘀止血

蓮藕

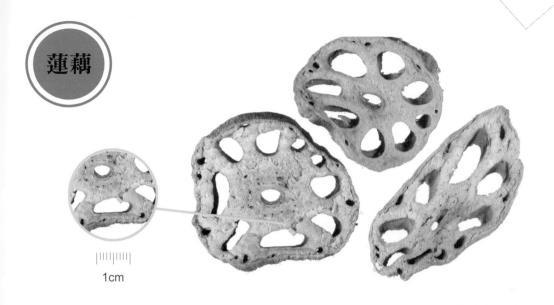

1cm

藕節

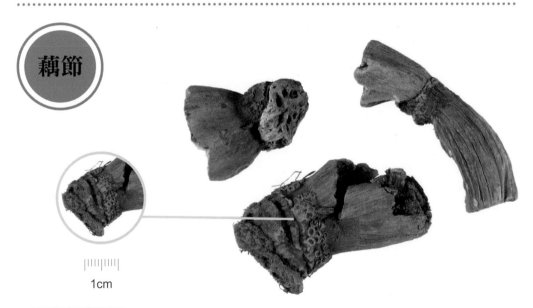

1cm

藥膳小故事

　　蓮藕常出現在中國的古籍中，例如清朝曹雪芹的大作《紅樓夢》裡，史太君兩宴大觀園時，就有一道「藕粉桂糖糕」，這道點心的做法是將藕製作成藕粉，混合麵粉或米粉，加上桂花糖或白糖調味後蒸熟食用。

過立冬仍熱透，
宜「平性潤肺」溫涼入菜

雖然時令已過立冬，但是天氣大多屬於中午較熱、早晚偏涼的型態，加上最近中南部的空氣品質不佳，對於我們的生活機能及身體健康也形成考驗，除了感冒、中暑問題外，也容易有打噴嚏、流鼻水、咳嗽、眼睛及皮膚癢的過敏等擾人情況產生。

除了視天氣冷暖注意衣服穿著外，秋冬多屬乾燥天氣，記得要少量多次補充水分，洗澡水溫不要過熱，可避免造成皮膚乾癢問題；面對不良的空氣品質，配戴口罩、太陽眼鏡或護目鏡等物品保護口、鼻、眼睛；如果因為過敏嚴重造成身體不適，建議還是得找醫師診治；應避免吃生冷及刺激性食物，可選擇「平性潤肺」的溫涼補性藥食材入菜保養身體。

以下分享兩道加入當令時蔬元素，適合秋冬季節的養生藥食膳。

秋冬養顏 羊肉湯

營養分析

熱量 (Kcal)	296.27
總碳水化合 (g)	20.91
蛋白質 (g)	29.62
脂肪 (g)	11.72

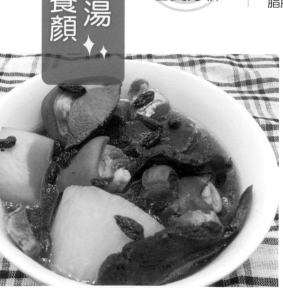

【藥食材】：黃精 3 錢、玉竹 3 錢、枸杞 2 錢、生薑 10g、帶皮羊肉 200g、白蘿蔔 100g、米酒 2T、鹽少許。

【步　驟】：
1. 將前述藥食材洗淨，白蘿蔔削皮切大塊，生薑切片或拍碎。
2. 羊肉汆燙後，將黃精、玉竹、枸杞、生薑、羊肉放入鍋內，加入水跟米酒後開大火煮滾轉小火煮約 40 分鐘。
3. 再放入白蘿蔔續煮約 15 分鐘，最後

加入少許鹽即可關火。

【功　效】：補中益氣、潤肺養顏。「黃精」性味甘平，可補中益氣、滋陰潤肺；「玉竹」性味甘平，可補中益氣、潤心肺、除煩渴；「枸杞」性味甘平，可清肝明目、益氣潤肺；「羊肉」性味甘、溫，可補虛勞，祛寒冷、養精血；「生薑」性味辛溫，可除濕、溫胃；「白蘿蔔」性寒，含維生素 C、礦物質、膳食纖維。

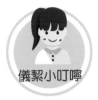

儀絜小叮嚀

白蘿蔔在此道藥膳料理中為綠葉角色，以冬天所產的口味鮮甜且價格親民，可視天氣冷暖增減生薑用量；白蘿蔔久煮會造成營養成份流失，建議延後下鍋；不吃羊肉者可改為豬肉因同樣為紅肉，都含有血鐵質成份。

白色甜蜜湯

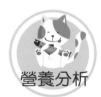

營養分析

熱量 (Kcal)	243
總碳水化合 (g)	59
蛋白質 (g)	2.8
脂肪 (g)	0.4

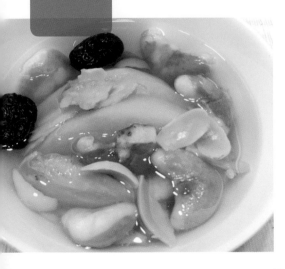

【藥食材】：百合 5 錢、沙參 3 錢、菱角 50g、梨子 150g、紅棗 2 錢、生薑 5g、冰糖 2T。

【步　驟】：

1. 藥食材稍微過水即可，生薑切片，梨子削皮切片備用。
2. 將百合、沙參、菱角、紅棗、生薑放入鍋內加水，大火煮滾轉小火。約煮 30 分鐘後，再加入梨子續煮 10 分鐘。
3. 最後加入適量冰糖調味，攪拌均勻，即可關火上桌。

【功　效】：潤肺涼心、養肝益脾腎。「百合」性味甘微寒，可潤肺寧心、解熱止咳；「梨子」性味甘微酸寒，可潤肺涼心、消痰降火；「沙參」性味甘苦微寒，可養陰清肺、養肝益脾腎；「菱角」性味甘寒，可安中補五臟、含有鈣、鐵、磷等礦物質；「紅棗」性味甘溫，可補脾益氣、緩倦怠。

儀絜小叮嚀

此道藥膳料理以中醫「肺主皮毛」的理論為基礎；甜湯也可用電鍋燉煮，外鍋為 1.5-2 杯水量；紅棗建議捏破，有效成份較易釋出。

※ 本文原載於 2016 年 11 月 20 日 自由時報 ‧ 健康醫療版

有趣中藥小常識

百合

藥材	百合
別　　名	山蒜頭、藥百合
來　　源	百合科（Liliaceae）植物卷丹 *Lilium lancifolium* Thunb.、百合 *L. brownii* F. E. Brown var. *viridulum* Baker 或細葉百合 *L. pumilum* DC. 的乾燥肉質鱗葉
性　　味	甘，微寒
功　　效	潤肺寧心、解熱止咳

鐵砲百合為臺灣民間常栽種的百合品種，其鱗莖的鱗葉亦可食用 ▶

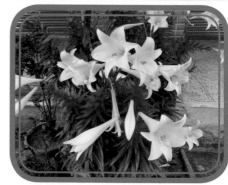

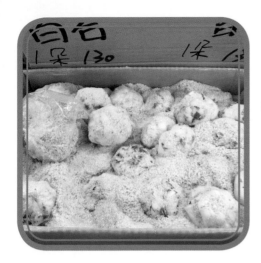

◀ 市售新鮮的百合球形鱗莖

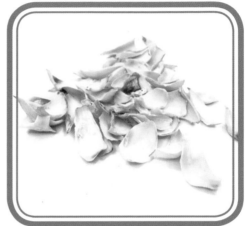

百合藥材為百合的乾燥肉質鱗葉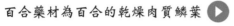

百合治肺炎輕鬆談

　　百合花取其音為「百年好合」之美意，使用其地下乾燥鱗葉入藥。而關於百合的傳說故事很多，分享一段跟藥材有關的神話傳說：

　　古代在山東袞州光化寺中，住了一位赴京趕考的書生。初夏的午後，書生在寺院的廊下觀看壁畫，突然一陣傾盆大雨，憐花惜玉的書生，顧不得滂沱的雨勢，脫下外衣保護百合花。百合花有了書生的保護得以保全完好。書生卻因此感染肺炎，一病不起的書生在昏迷中忽然看見一位美麗的白衣女郎走近臥室手中端著一碗湯點，碗內的食物潔白如玉，書生吃在口中香軟滑郁，非常可口，頓覺胸口舒坦，咳嗽也減輕了。如此一連數晚，白衣女子翩翩前來餵食書生，終於讓書生恢復健康。書生為美麗的女子深深著迷，向她傾吐愛意，女郎嬌羞地垂下頭，快速地走出門外，書生追出已經不見佳人蹤影，只見到綻放的百合花佇立著。

　　第二天，書生徘徊園中，來到百合花下，向著花兒喃喃訴說著對女郎的思念。書生突然發現百合花蕾緩緩下垂綻放，復又向上合攏，宛如昨夜女郎的神情，覺得事有蹊蹺，於是挖開百合花的根部，赫然發現百合花的地下鱗莖，就是他夜夜所吃的食物，書生頓時明白原來白衣女郎就是百合仙子，也只得悵然而返。從此人間多了一味能治肺炎的良藥～百合。

冬日天氣多變化，
保養身體更要留意

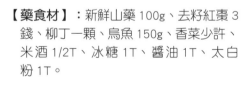

民間有句諺語：「冬至紅，過年茫；冬至烏，過年酥。」意指冬至天氣好則過年可能下雨，另一情況則反之。

雖然沒直接科學驗證，但這意謂著冬天的氣候屬於多變化型態，相對身體的照護就應更加留意，平日可視天氣採洋蔥式穿著，若遇溫度驟降，帽子、圍巾、手套、口罩不可少；假日可利用有太陽的時間散散步伸展筋骨。

要特別提醒的是，從溫暖的室內移動到寒冷的戶外環境時，切記要讓身體稍微適應溫度後再外出，這樣可保護身體心血管循環系統。

飲食的部份除了避免生冷食物外，也可以利用當令藥食材來做冬季身體保養。以下分享兩道簡單適合冬季保養的藥食膳：

山藥棗橙魚

營養分析

熱量 (Kcal)	358
總碳水化合 (g)	62
蛋白質 (g)	20
脂肪 (g)	4

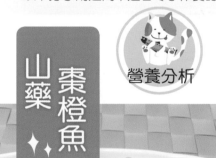

【藥食材】：新鮮山藥 100g、去籽紅棗 3 錢、柳丁一顆、烏魚 150g、香菜少許、米酒 1/2T、冰糖 1T、醬油 1T、太白粉 1T。

【步　驟】：
1. 調味醬：容器中加入等比例熱開水、冰糖、醬油及少許米酒攪拌後備用。
2. 主菜：將上述藥食材洗淨，山藥削皮切小塊、紅棗切厚片、柳丁去皮切小塊、香菜切小段，鍋子加入少許油，先放入山藥及紅棗炒熱後，

再加入柳丁跟香菜稍微拌炒，即可起鍋擺盤。

3. 將烏魚均勻抹上少量太白粉，煎鍋內加適量油潤鍋後，再放入烏魚將兩面煎至金黃色，轉小火慢慢加入調味醬煎至上色即可關火，起鍋後和藥食蔬同盤即完成。

【功　效】：補氣養血、滋養強壯。「山藥」性味甘平，治脾胃虛弱、滋養強壯。「紅棗」性味甘溫，可補氣養血。「柳丁」含膳食纖維、維生素 B、C、類胡蘿蔔素。「烏魚」含豐富蛋白質。

儀絜小叮嚀

可以用生薑取代米酒去除魚腥味；柳丁及烏魚為當令食材可依季節做變換；魚身抹上少許太白粉可避免沾鍋。

生薑常用於去除魚腥味

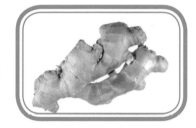

冬令暖身　鴨肉湯

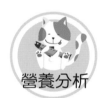

營養分析

熱量 (Kcal)	291
總碳水化合 (g)	15
蛋白質 (g)	21
脂肪 (g)	17

【藥食材】：當歸 2 錢、何首烏 3 錢、桂枝 2 錢、枸杞 2 錢、芡實 2 錢、生薑 10g、大白菜 100g、土番鴨 200g、米酒 2T、鹽巴少許。

【步　驟】：

1. 上述藥食材洗淨，鴨肉先汆燙，大白菜切段備用。

2. 將上述藥食材置入鍋中（大白菜、鹽除外），加入適量水，大火煮滾後轉小火約 40-50 分鐘後，再次開大火放入大白菜煮熟。最後加入少量鹽巴，即可關火。

【功　效】：滋陰補虛、溫通經脈。「當歸」性味甘辛苦溫，可潤腸胃、養血生肌；「何首烏」性味苦甘澀微溫，可滋補強壯、養血祛風；「枸杞」性味甘平，可清肝明目、益氣潤肺；「芡實」性味甘澀，可固腎益精；「桂枝」性味辛、甘，溫，可溫通經脈，助陽化氣；「鴨肉」：性味甘冷，可滋陰補虛、除濕止咳；「生薑」性味辛溫，可除濕、溫胃；「大白菜」性寒，含維生素 C、鉀、鎂、非水溶性膳食纖維。

儀絜小叮嚀

可視天氣及體質加減桂枝及生薑的用量（天冷或體質偏寒可增加用量，反之則減少用量），平常烹煮可去除鴨皮，減少油膩感。

※ 本文原載於 2017 年 1 月 1 日 自由時報 ‧ 健康醫療版

有趣中藥小常識

肉桂與桂枝

　　肉桂、桂枝這兩種藥材都有其特殊的香氣，普遍廣泛運用在日常生活中，如咖啡會用肉桂粉來提香，也有人會使用肉桂粉當佐料來灌香腸；而藥膳較常用的則是使用桂枝入菜，有趣的是肉桂跟桂枝這兩味藥材其實來自同一種植物。

藥材	肉桂	桂枝
別　　名	官桂、桂心、簡桂、玉桂、牡桂	嫩桂枝、桂枝尖
來　　源	樟科（Lauraceae）植物肉桂 *Cinnamomum cassia* Presl 的乾燥樹皮	樟科（Lauraceae）植物肉桂 *Cinnamomum cassia* Presl 的乾燥嫩枝
性　　味	辛、甘，熱	辛、甘，溫
功　　效	溫腎助陽、溫經通脈、散寒止痛	助陽化氣、發汗解肌、溫通止痛

肉桂

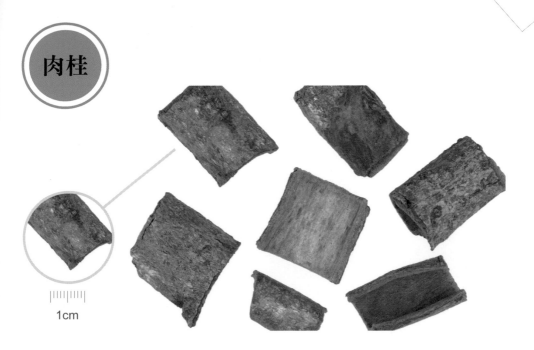

1cm

桂枝

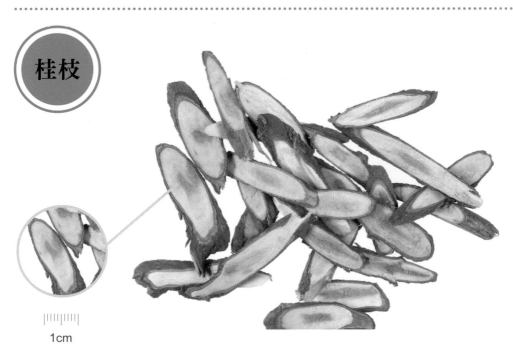

1cm

冬天「吃補」強身，藥膳要選對體質

依照時令節氣，現在已是冬季。大家都知道要視天氣冷熱，加減衣物保暖；有陽光時，可曬曬太陽，家中長輩及嬰幼童儘量不要在寒冷的環境下待太久；養成適時且少量喝溫開水，並且吃適合自己的蔬果、飲食要均衡。

有趣的是，每回只要遇到天氣寒冷，還是有很多人會聯想到用「吃補」的方式來保暖強身。

其實，就中醫藥觀點而言，所謂的「吃補」，應該是隨著季節，選擇適合自己體質的藥食材，加上正確的料理方式，幫助胃腸吸收營養及藥效，減少不必要的身體負擔，有了好體力，自然能提升抵抗力。如果不清楚自身體質者，建議可向合格中醫師諮詢，這樣才能吃的健康安心。

以下介紹兩道適合冬天的簡單雞肉藥食膳：

太子參當歸福肉雞湯

營養分析

熱量 (Kcal)	229
總碳水化合 (g)	13
蛋白質 (g)	15
脂肪 (g)	13

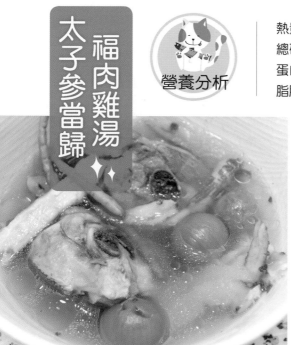

【藥食材】：太子參 5 錢、當歸 2 錢、龍眼乾（福肉）2 錢、雞肉 150g、米酒 1T、鹽少許。

【步　驟】：
1. 將藥材洗淨，龍眼乾剝殼備用。
2. 雞肉汆燙後，加入上述藥材、米酒、水再開火，大火煮滾轉小火續煮 30 分，最後加入鹽，即可關火上桌。

【功　效】：益氣生津、補益脾肺。「太子參」性味甘微苦平，益氣生津、補

益脾肺；「當歸」性味甘辛苦溫，可潤腸胃、養血生肌；「龍眼肉」性味甘溫，開胃助食、養心補血；「雞肉」性味甘溫，可溫中補虛、含蛋白質及維生素。

儀絜小叮嚀

本道藥膳適合偏涼的氣候，若遇天氣偏熱食建議可用麥門冬取龍眼乾，一樣能潤心肺效果且不失美味。

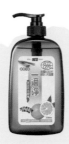

一滴淨洗碗精

陶瓷鍋餐具都含有毛細孔，
更要慎選洗碗精，用一滴
淨洗碗精，不必擔心
石化清潔劑二次殘留。

三杯雞 栗子豆腐

營養分析

熱量 (Kcal)	956
總碳水化合 (g)	103
蛋白質 (g)	41
脂肪 (g)	43

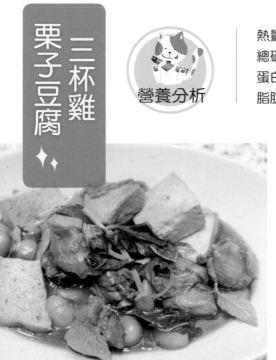

【藥食材】：栗子 100g、板豆腐 200g、雞肉
150g、蒜頭 5 枚、生薑 15g、麻油 2T、
米酒 2T、醬油 2T、糖 1T、九層塔 10g、水。

【步　驟】：
1. 栗子泡水，生薑、蒜頭切片，九層塔
切小段，板豆腐切片。
2. 將蒜頭、生薑、麻油一起下鍋，小火
炒到有香氣，放入雞肉、栗子，轉大
火炒至雞肉變白。
3. 續下米酒、醬油、糖及少許水，待煮
滾後轉小火，約 20-25 分入味。
4. 加入九層塔稍微拌炒即可關火。

【功　效】：補足腎氣、調和脾胃。「栗子」性味鹹溫，可厚腸胃、補腎氣；「豆腐」性味甘鹹寒，清熱散血、和脾胃；「生薑」性味辛溫，可除濕、溫胃；「胡麻油」性味甘平，滋潤補養，潤腸。

儀絜小叮嚀

此道藥膳料理中的栗子有著「乾果之王」的美譽；而大陸有句諺語「七月楊桃八月楂，十月板栗笑哈哈。」說明了栗子的產季約於秋冬最美味，其含有蛋白質、脂肪、維生素 B 群等元素，適合秋冬進食補充營養，但請視自己的腸胃斟酌食用量，才能吃的開心且健康。

※ 本文原載於 2015 年 12 月 10 日 自由時報 ・ 健康醫療版

有趣中藥小常識

龍眼及荔枝都是夏季的時令水果

古代醫書《玉楸藥解》中有一段提及荔枝跟龍眼的相關記載供參考：
「荔枝，甘溫滋潤，最益脾肝精血。陽敗血寒，最宜此味。功與龍眼相同，但血熱宜龍眼，血寒宜荔枝。乾者味減，不如鮮者，而氣和平，補益無損，不致助火生熱，則大勝鮮者。」

水果	龍眼	荔枝
別　　名	桂圓、圓眼、益智、龍眼乾、比目、木彈、燕卵、鮫淚	丹荔、火山荔、麗枝、勒荔、奶雞
來　　源	無患子科（Sapindaceae）植物龍眼 *Euphoria longan* (Lour.) Steud. 的果實	無患子科（Sapindaceae）植物荔枝 *Litchi chinensis* Sonn. 的果實
性　　味	甘，溫	甘、酸，溫
成　　分	葡萄糖、酒石酸，維生素 B_1、B_2、P、C	葡萄糖、檸檬酸，維生素 B 群、C，葉酸、磷、鉀、鎂
功　　效	開胃助食、養心補血	生津益血、健脾止瀉、溫中理氣、降逆

龍眼

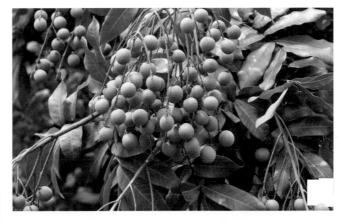

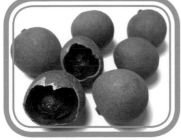

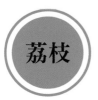 龍眼肉為龍眼的半乾燥假種皮

荔枝

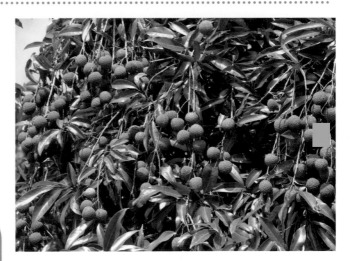

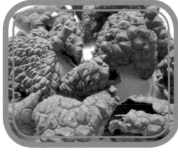 荔枝殼專治產婦產後口渴現象，臨床上常跟觀音串藥材搭配

廚房蔥薑蒜，
藥膳好幫手

　　傳統觀念中，過了節氣「立冬」，代表季節已邁入冬天，近來食安事件不斷，我們應該要有「吃得美」，以及「吃出健康」。

　　在中醫的觀點上，我們的體質大致分為虛、實、寒、熱、平，若屬虛寒體質的人，吃了適量的薑母鴨、燒酒雞等熱性食物，可以幫助循環，讓身體溫暖有體力是好的；但反觀一位燥熱實證的人吃了之後，可能就容易產生口乾舌燥，影響睡眠、甚至血壓上升等反效果。

　　其實，廚房常見的蔥、薑、蒜，都是《本草綱目》所記載的中藥材；它們的屬性多偏辛溫（如蒜能開胃健脾、去寒濕；蔥可發汗解肌、利大小便；薑能溫胃止嘔、消水氣），所以，少量使用有提味加分的效果外，運用在冬天的食物料理上，則能幫助降低食材本身的寒性，不過，如生薑用油爆炒脫水後，就是所謂乾薑，屬熱性藥材，讓人容易產生火氣。可見，除了選擇食材外，烹煮方式相對有其重要性。

　　分享兩道美味跟健康兼顧的簡單藥膳：

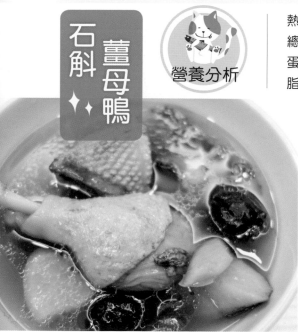

石斛薑母鴨

營養分析

熱量 (Kcal)	594
總碳水化合 (g)	18
蛋白質 (g)	20
脂肪 (g)	49

【藥食材】：紅面番鴨 200g、霍山石斛 5 錢、紅棗 2 錢、米酒 3T、麻油 3T、鹽少許、水 1000c.c.。

【步　驟】：
1. 鴨肉洗淨瀝乾直接下鍋炒，等稍有些許油脂釋出，放入拍壓過的生薑切塊，炒香後。
2. 再加麻油稍炒，接著倒入米酒及水煮滾時加入石斛、紅棗。轉小火續煮約 50 分鐘，最後加鹽，即可關火。

【功　效】：滋陰補虛、生津止渴。「霍山石斛」：性味甘平，生津止渴、清虛熱；「鴨肉」：性味甘冷，滋陰補虛、除濕止咳；「紅棗」：甘溫，補脾胃、潤心肺；「胡麻油」性味甘平，滋潤補養，潤腸。

儀絜小叮嚀

此道藥膳料理不直接用麻油爆炒薑，一來可避免麻油過熱味道變苦；二來也能減少生薑因爆炒增加熱性，導致容易口乾舌燥。

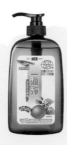

一滴淨洗碗精

使用含 99.5% 綠本（植物）元素一滴淨洗碗精來清潔餐具、食材，藥膳料理過程更放心。

枸杞地瓜葉

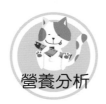

營養分析

熱量 (Kcal)	80
總碳水化合 (g)	14
蛋白質 (g)	6.9
脂肪 (g)	0.6

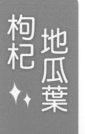

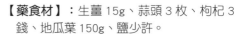

【藥食材】：生薑 15g、蒜頭 3 枚、枸杞 3 錢、地瓜葉 150g、鹽少許。

【步　驟】：
1. 汆燙地瓜葉及枸杞後撈起，稍微瀝乾。
2. 熱鍋放入適量油炒生薑、蒜頭至兩者呈現微乾脫水時，直接將油及生薑及蒜頭淋入地瓜葉。
3. 加鹽一起拌勻，放上枸杞即可上桌。

【功　效】：「枸杞」性味甘平，清肝滋腎、益氣生精；地瓜葉含 β- 胡蘿蔔素、維生素 A、C、菸鹼酸、鈣、鉀等營養素。

儀絜小叮嚀

地瓜葉為一年四季皆產且平價的蔬菜，屬寒性食材，利用油爆生薑或蒜頭的料理方式，目的是要讓體質偏寒的民眾也可食用；但因地瓜葉含草酸會與鈣結合成草酸鈣，所以利用汆燙手法，可去除過多的草酸，避免降低鐵質與鈣質的吸收。

※ 本文原載於 2014 年 11 月 23 日 自由時報 ・ 健康醫療版

地瓜是非常實用的保健植物 ▶

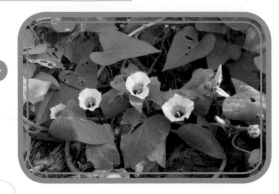

 有趣中藥小常識

生薑、乾薑以及薑黃之比較

藥材	生薑	乾薑	薑黃
別　　名	薑仔、薑根、因地辛	白薑、　生薑	黃薑、寶鼎香
來　　源	薑科（Zingiberaceae）植物薑 *Zingiber officinale* Rosc. 的新鮮根莖	薑科（Zingiberaceae）植物薑 *Zingiber officinale* Rosc. 的乾燥根莖	薑科（Zingiberaceae）植物薑黃 *Curcuma longa* L. 的乾燥根莖
性　　味	辛，溫	辛，熱	苦、辛，溫
功　　效	芳香健脾、祛濕溫胃	溫經止血、溫中止痛	鎮痛、通經化瘀、祛風除濕

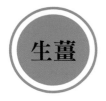

生薑

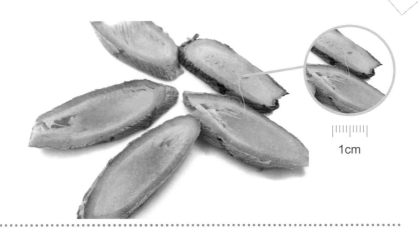

1cm

乾薑

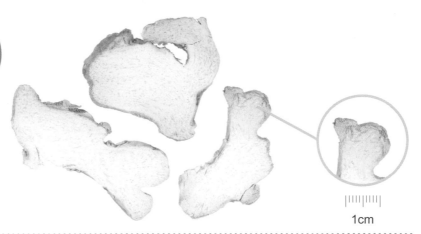

1cm

薑黃

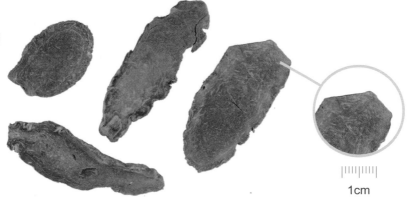

1cm

養生藥膳年菜，
不卡油無「腹」擔

農曆春節是親友團圓相聚的日子，而應景的美味佳餚，常讓人忍不住食指大動。如何在過年期間吃的快樂身體少負擔，是一個重要的課題。

其實只要善用當令或簡單的中藥食材入菜，就能安心吃美食，還能兼顧健康。

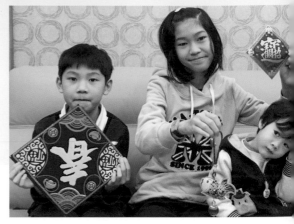

年年有餘　大吉大利

營養分析

熱量 (Kcal)	468
總碳水化合 (g)	55
蛋白質 (g)	53
脂肪 (g)	4.1

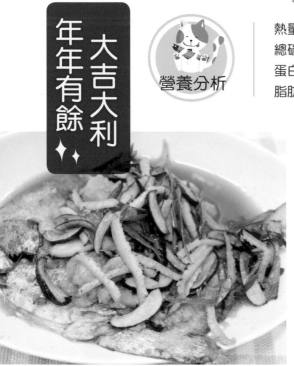

【藥食材】：荸薺 100g、紅棗 3 錢、蘋果一顆、橘子一顆、薑 10g、蒜頭 3 枚、鮮魚 600g、醬油 2T、米酒 2T、鹽少許。

【步　驟】：

1. 洗淨荸薺、蘋果、紅棗、橘子、薑、蒜頭，其中荸薺、蘋果削皮後，將果肉和薑磨成泥，冷藏備用。

2. 紅棗切粗絲、橘肉切塊，橘皮留一些洗淨切粗絲，蒜頭切片，蔥切粗絲。

3. 洗淨鮮魚後，在魚身上斜劃兩刀，

用米酒醃15分鐘，以餐巾紙稍微沾乾，抹上鹽巴再沾樹薯粉，鍋內加油熱鍋後，放入魚煎至兩面熟，即可起鍋。

4. 另將蒜頭炒香，加入荸薺、蘋果、薑泥及橘子肉；紅棗、橘皮、蔥粗絲及少量水拌炒，至湯汁滾後，即可起鍋，均勻淋在魚身即可上菜。

【功　效】：益氣安中、除濕溫胃。「荸薺」性味甘微寒滑，可益氣安中、開胃消食；「紅棗」性味甘溫，可補脾胃、潤心肺；「生薑」性味辛溫，可除濕、溫胃；「橘子」性味甘酸溫，可止渴、開胃，橘皮可消痰；「蘋果」含膳食纖維、礦物質、維生素Ａ、Ｂ、Ｃ。

儀絜小叮嚀

建議魚選擇刺較少者，讓小孩及長輩能安心食用。

好彩頭
步步高升

（五至六人份）

營養分析

熱量 (Kcal)	2102
總碳水化合 (g)	139
蛋白質 (g)	173
脂肪 (g)	94

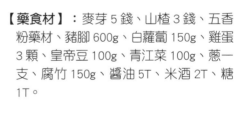

【藥食材】：麥芽5錢、山楂3錢、五香粉藥材、豬腳600g、白蘿蔔150g、雞蛋3顆、皇帝豆100g、青江菜100g、蔥一支、腐竹150g、醬油5T、米酒2T、糖1T。

【步　驟】：

1. 麥芽、山楂跟五香粉藥材打碎裝袋備用，將其他食材洗淨。
2. 豬腳汆燙，蛋用水煮定型後，剝殼備用，蘿蔔削皮切塊。
3. 鍋內加入適量水後加入醬油、米酒、糖、蔥，開火後稍微攪拌，放入豬

腳、蛋及滷包，待水滾關小火，煮約 50 分鐘後，加入蘿蔔、皇帝豆、腐竹，續煮 20 分鐘，最後加入青江菜煮熟，即可關火上桌。

【功　效】：健脾行氣、營養美味。「麥芽」性味甘平，可行氣消積、健脾開胃，對於澱粉類消化幫助大；「仙楂」性味酸甘微溫，可健脾行氣、消食磨積、散瘀化痰；「蘿蔔」性寒，含維生素 C、礦物質、膳食纖維；「豬腳」含膠原蛋白質、鈣質；「皇帝豆、腐竹」含蛋白質；「青江菜」含維生素 C 及鈣質。

儀絜小叮嚀

坊間的五香粉通常以八角、小茴香、花椒、丁香、肉桂為加減方，不過上述藥材性味多屬辛溫，建議適量有提味效果即可；哺乳婦女忌服麥芽，避免退奶。

※ 本文原載於 2016 年 1 月 30 日 自由時報 ‧ 健康醫療版

有趣中藥小常識

　　五香粉為中餐料理不可或缺的調味料，滷包大部份也是依照此方做藥材增減，而其中的八角即所謂的大茴香也常單獨拿來料理香料所使用。

藥材	八角茴香
別　　名	大茴、五香八角
來　　源	木蘭科（Magnoliaceae）植物八角茴香 *Illicium verum* Hook. f. 的乾燥成熟果實
性　　味	辛、甘，溫
功　　效	溫陽散寒、理氣止痛、芳香健胃

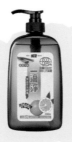

一滴淨洗碗精

選擇有法國 ECOCERT 認證的一滴淨洗碗精，食用安心，讓愛多一份保證！

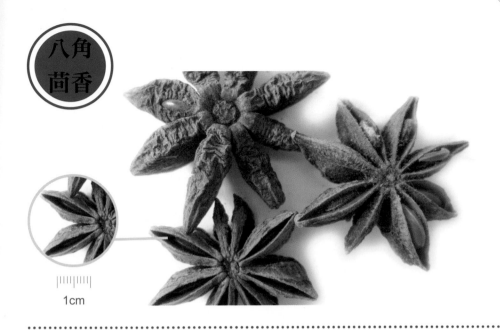

八角
茴香

1cm

五香粉之組成藥材 ▶

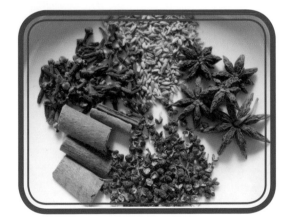

八角茴香相關新聞回顧

　　西元 2006 年瑞士羅氏藥廠（Roche Holding AG）獨家生產口服藥「克流感」，因為禽流感當時並沒有疫苗可以對抗，「克流感」被視為唯一可用來治癒禽流感的藥物。值得留意的是，製造「克流感」的原料成分是來自中藥材的八角（即大茴香），其製造流程是利用八角茴香所萃取分離之莽草酸（Shikimic acid），經一長串化學反應步驟的生產過程，需歷時長達一年而製得。也因此八角茴香當年曾有一段時間蔚為話題。

妙搭藥食膳，
放心吃粽過端午

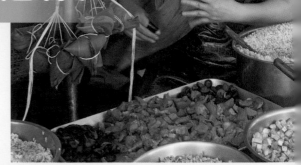

　　臺灣有句諺語：「未食五月節粽，破裘不甘放。」指的是過了端午節後，時序漸漸進入夏季，冬衣就可以收起來。不過，近年氣候變化大，常令人無所適從。例如：最近天氣就讓人感覺處於悶熱、潮濕的環境中，容易出現腸胃或皮膚不適，所以，時常補充水份，進出冷氣房時，要注意體溫適應情況，在大太陽底下，要記得使用防曬工具，盡量避免讓自己出現暑熱不舒服的症狀。

　　粽子是端午節的應景食物，但主要是糯米製品，因糯米性溫黏滯，加上內餡講求多元豐富，若吃太多，易引發脹氣及腸胃不適症狀，建議適量品嚐。

　　也可以利用當令適合的藥食材料入菜，照護身體，過個快樂的端午連假。以下分享兩道簡單的端午節應景藥食膳：

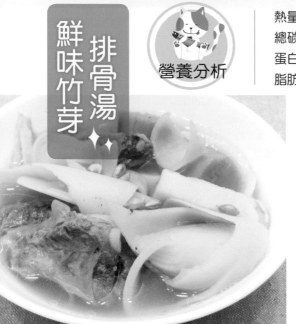

鮮味竹芽排骨湯

營養分析

熱量 (Kcal)	453
總碳水化合 (g)	46
蛋白質 (g)	20
脂肪 (g)	21

【藥食材】：生麥芽一兩、竹筍一支、豬小排 150g、米酒 2T、鹽適量。

【步　驟】：
1. 麥芽、豬小排、竹筍洗淨，筍子切小塊，小排汆燙備用。
2. 鍋內放入前述藥食材料及水，大火煮滾後轉小火，續煮 50 分鐘後，最後加入鹽，即可關火。

【功　效】：消渴除煩、健脾開胃。「竹筍」性味甘、微寒，可消渴除煩，利膈

下氣、祛熱化痰；「麥芽」性味甘平，可行氣消積、健脾開胃，對於澱粉類消化幫助大；「豬小排」含蛋白質跟鈣質。

儀絜小叮嚀

將生麥芽打碎後，可用「過濾袋」包裝，這樣比較容易煮出藥效，及利於取湯食用方便；不過，哺育母乳的媽媽不建議服用，避免退奶。

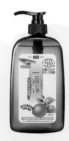

一滴淨洗碗精

陶瓷鍋餐具都含有毛細孔，
更要慎選洗碗精，
用一滴淨洗碗精，
不必擔心。

沁涼花樂茶

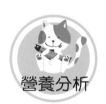

營養分析

熱量 (Kcal)	54
總碳水化合 (g)	14
蛋白質 (g)	0.1
脂肪 (g)	0

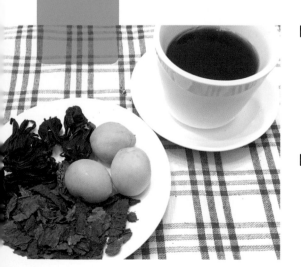

【藥食材】：新鮮青梅 3 顆、紫蘇葉 5 錢、洛神花 5 錢、蜂蜜 1T。

【步　驟】：將前述藥食材洗淨，把青梅拍碎後放置鍋內，續加入紫蘇葉、洛神花及水一起熬煮，大火煮滾後，轉小火煮 15-20 分鐘後關火，約燜 10 分鐘，撈去藥食材料後，加入適量蜂蜜攪拌，放涼即可飲用。

【功　效】：清熱解渴、和胃止嘔。「青梅」性味酸澀平，可開胃、生津止渴；「紫蘇」性味辛溫，可治鼻塞、胸悶、頭痛、和胃止嘔；「蜂蜜」性味甘平，可補中益氣、除心煩、助排便；「洛神花」可清熱解渴。

蜂蜜不宜使用過高的水溫溶解，以免破壞營養素；一歲以下幼兒不宜食用蜂蜜，因為，蜂蜜從釀製到保存受到肉毒桿菌的污染，若吃進腸道產生了毒素，嬰幼兒由於抵抗力弱，恐造成身體健康傷害；若排便軟者建議改用冰糖或葡萄糖調味。

儀絜小叮嚀

※ 本文原載於 2016 年 6 月 4 日 自由時報 · 健康醫療版

有趣中藥小常識

紫蘇葉、紫蘇子之比較

藥材	紫蘇葉	紫蘇子
別　名	赤蘇、紅蘇、紅紫蘇、皺紫蘇、蘇草、桂荏、唐紫蘇、蘇葉	蘇子、黑蘇子、野麻子、鐵蘇子、荏子
來　源	唇形科（Labiatae）植物紫蘇 *Perilla frutescens* (L.) Britt. 的乾燥葉	唇形科（Labiatae）植物紫蘇 *Perilla frutescens* (L.) Britt. 的乾燥成熟果實
性　味	辛，溫	辛，溫
功　效	散寒發表、行氣和中、安胎、解魚蟹毒	止咳平喘、潤腸通便

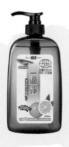

一滴淨洗碗精
使用含 99.5% 綠本（植物）元素一滴淨洗碗精來清潔餐具、食材，藥膳料理過程更放心。

紫蘇葉

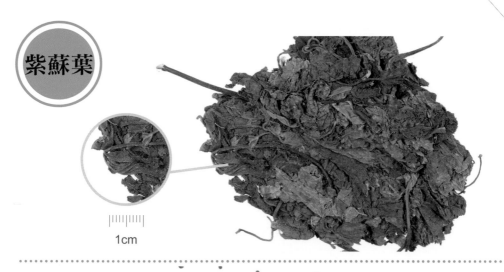

1cm

紫蘇子

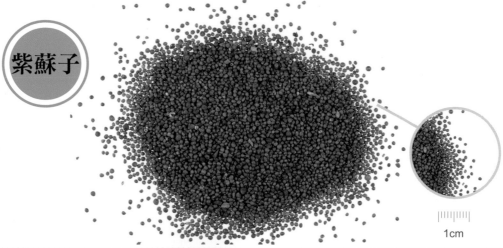

1cm

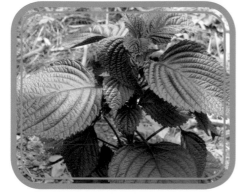

紫蘇不僅是保健植物,也是園藝觀賞植物

善用養生概念，
中秋佳節安心吃

　　中秋節適逢連續假期，有較長時間和親友相聚。不過，如何在開心過節後，還能讓身體機能維持穩定狀態？確實是不容忽視的課題。

　　入秋後，因空氣濕度降低，體內容易乾燥缺水，會出現口乾舌燥、咳嗽、鼻子或皮膚乾癢、排便不順，這是「秋燥」現象，所以，在秋天首重肺經保養，適合吃養肺潤燥的食物和藥物調理身體，善用中醫養生概念，相信中秋佳節也能吃得開心又安心。以下分享適合在中秋烤肉、聚餐的藥膳及茶飲：

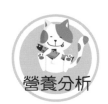

仙楂烏梅 烤雞肉

營養分析

熱量 (Kcal)	383
總碳水化合 (g)	34
蛋白質 (g)	24
脂肪 (g)	17

【藥食材】：
　＊主菜：仙楂 3 錢、烏梅 3 錢、雞肉
　　200g。
　＊調味料：醬油 2T、蔥一支、蒜頭 5 枚、
　　米酒 2T、糖 1T。

【步　驟】：
　1.將仙楂、烏梅打成粉備用。
　2.雞肉洗淨，蓋上保鮮膜，用刀背將
　　雞肉輕剁、斷筋、拍平，放入容器，
　　加進調味料後，再放入烏梅仙楂粉
　　後，搓揉讓醃料更易附著於肉上。

3.醃肉時間約略一小時，烤熟後，即可上桌。

【功　效】：健脾行氣、生津止渴。「仙楂」性味酸甘微溫，可健脾行氣、消食磨積、散瘀化痰；「烏梅」性味酸澀溫，可斂肺、生津止渴、清熱解毒、對肉食消化幫助大。

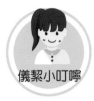

儀絜小叮嚀

中秋節應景聚會很容易大吃大喝此道藥膳料理使用仙楂跟烏梅入菜，因兩者兼具能幫助肉製品的消化功效；亦可將雞肉切小片，以利縮短烤肉時程；此道料理藥膳主菜也可改為豬肉。

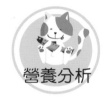

營養分析

熱量 (Kcal)	58
總碳水化合 (g)	12
蛋白質 (g)	3.1
脂肪 (g)	0.2

百合玉竹　冬瓜文蛤湯

【藥食材】：百合3錢、玉竹3錢、冬瓜100g、文蛤100g、生薑10g、米酒2T。

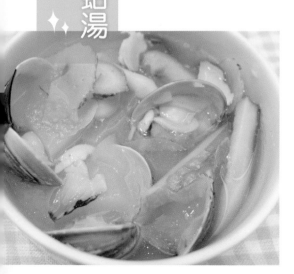

【步　驟】：
1.將上述藥食材洗淨，冬瓜削皮切塊、生薑切片。
2.百合、玉竹、冬瓜、生薑、米酒及水一起煮，大火煮滾後，轉小火30分鐘後，再轉回大火，將文蛤放入鍋中，煮到殼開，即可關火上桌。

【功　效】：除煩渴、利尿、消水腫。「百合」性味甘平，可潤肺寧心、解熱；「玉竹」性味甘平，可補中益氣、潤心肺、除煩渴；「冬瓜」性味甘微寒，消水腫、利二便；「生薑」性味辛溫，可除濕、溫胃；「文蛤」性味鹹冷，可除煩渴、利尿、解酒。

建議可將冬瓜子洗淨，跟藥膳湯品一起熬煮，其具有清肺化痰、利濕功效。

儀絜小叮嚀

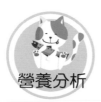

營養分析

熱量 (Kcal)	108
總碳水化合 (g)	28
蛋白質 (g)	1.1
脂肪 (g)	0.2

沙參麥冬柚子茶

【藥食材】：北沙參 5 錢、麥冬 5 錢、柚子肉 150g、冰糖 1T。

【步　驟】：
1. 將沙參跟麥冬加水煮滾，轉小火，續煮 20 分後關火。
2. 待茶飲稍降溫，加入剝好的柚子肉後，放涼即可飲用，冰糖視個人斟酌。

【功　效】：生津止渴、潤肺清腸。「沙參」性味甘苦微寒，養陰清肺、養肝益脾腎；「麥冬」性味甘微苦寒，可清心潤肺、瀉熱除煩、行水生津；「柚子肉」性味甘酸微寒，生津止渴、潤肺清腸。

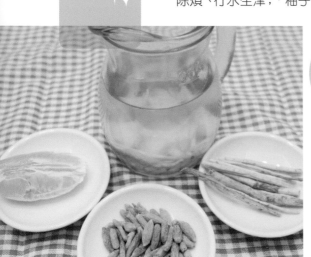

柚子跟葡萄柚一樣，在食用上需注意和西藥配伍禁忌，如有些降血脂藥、降壓藥、抗凝血藥等，合併服用，恐怕會造成身體不良反應。若有上述服藥者請改為梨子，相關問題建議可向醫師或藥師諮詢。

儀絜小叮嚀

※ 本文原載於 2015 年 9 月 25 日 自由時報・健康醫療版

有趣中藥小常識

　　中藥材中以「參」命名的藥材很多，如人參、粉光參、黨參…，不過其性味功效有的卻相差甚遠。分享兩種常會在藥膳料理使用，含有「參」字的藥材：

藥材	沙參	太子參
別　　名	北沙參	孩兒參、童參、四葉參、米參
來　　源	繖形科（Umbelliferae）植物珊瑚菜 Glehnia littoralis Fr. Schmidt ex Miq. 的乾燥根	石竹科（Caryophyllaceae）植物孩兒參 Pseudostellaria heterophylla Miq. Pax et Hoffm. 的乾燥塊根
性　　味	甘、微苦，微寒	甘、微苦，平
功　　效	清熱養陰、潤肺養胃	益氣生津、補益脾肺

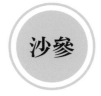

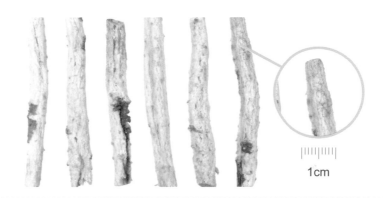

1cm

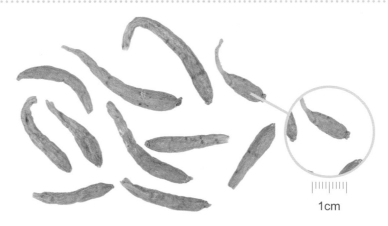

1cm

117

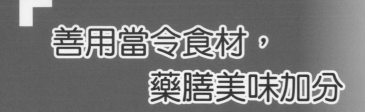

善用當令食材，
藥膳美味加分

2015 年冬至剛過，當日卻創下 67 年來最高溫，顛覆傳統印象中在冷冬中吃碗熱呼呼的湯圓，圓滿過冬之意境。

以中醫理論而言，一年四季中的運轉為「春生、夏長、秋收、冬藏」，也提及「冬不藏精，春必病溫」，以現代論點，冬天就是著重在腎經絡（系統）的保養，藥膳則多為滋補方劑。

不過，隨著氣候環境的變遷，冬天不再持續寒冷，當令藥膳的元素建議可做調整，善用一些冬季食材，除了新鮮美味加分外，也可以避免口乾舌燥，壞了冬令進補強身的美意。

以下分享兩道簡單的冬季藥食膳：

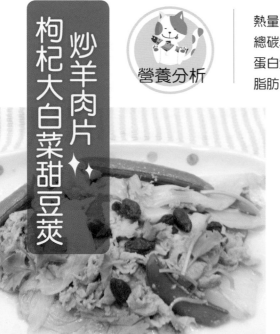

枸杞大白菜甜豆莢炒羊肉片

營養分析

熱量 (Kcal)	841
總碳水化合 (g)	29
蛋白質 (g)	45
脂肪 (g)	60

【藥食材】：枸杞 3 錢、大白菜 150g、甜豆莢 100g、羊肉片 200g、薑 10g、蒜頭 3 枚、香菜少許、麻油 3T、米酒 2T、醋 1/4T、醬油 1T。

【步　驟】：
1. 大白菜、甜豆莢、薑、蒜頭洗淨，薑、蒜切片，甜豆莢去頭尾及兩側絲，大白菜視大小約略切片。
2. 甜豆莢、香菜先汆燙，將麻油、薑、蒜頭小火一起炒至微焦香。
3. 將大白菜、甜豆莢及少許水放入，

開大火炒熟後，續放入羊肉片稍炒，加入枸杞、米酒、醋、醬油，再炒至羊肉片熟，起鍋前，加入汆燙過的香菜即可上桌。

【功　效】：清肝明目、滋潤補養。「羊肉」性味甘溫，可補虛勞，祛寒冷、養精血；「枸杞」性味甘平，可潤肺、清肝明目；「生薑」性味辛溫，可除濕、溫胃；「胡麻油」性味甘平，可滋潤補養；「大白菜」性寒，含維生素 C、鉀、鎂、非水溶性膳食纖維；「甜豆莢」含維生素 B、C、蛋白質、胡蘿蔔素。

儀絜小叮嚀

羊肉片可先加點太白粉拌勻，可以避免炒得過老。

蘿蔔排骨湯 玉竹蓮子香菇

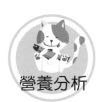

營養分析

熱量 (Kcal) 506

總碳水化合 (g) 32

蛋白質 (g) 29

脂肪 (g) 28

【藥食材】：玉竹 3 錢、蓮子 5 錢、香菇 5 朵、白蘿蔔 150g、豬小排 200g、米酒 2T、鹽少許。

【步　驟】：
1. 香菇洗淨泡水，白蘿蔔洗淨去皮切塊。
2. 小排汆燙後，將所有藥食材下鍋加水及米酒，大火煮滾，轉小火，續煮 30 分鐘後，加入鹽即可關火上桌。

【功　效】：補中益氣、健胃補脾。

「玉竹」性味甘平，可補中益氣、潤心肺、除煩渴；「蓮子」性味甘溫，可健胃、補脾、收斂止瀉；「蘿蔔」性寒，含維生素 C、礦物質、膳食纖維；「豬小排」含蛋白質跟鈣質；「香菇」富含胺基酸。

儀絜小叮嚀

若擔心蘿蔔營養素被高溫破壞，建議可延後下鍋煮的時間。

※ 本文原載於 2016 年 1 月 1 日 自由時報 · 健康醫療版

有趣中藥小常識

　　豬肉、羊肉同屬衛生福利部所公告「可同時提供食品使用之中藥材」品項。民以食為天，由於烹煮技巧的進步，讓豬、羊肉更加的美味，但是在大快朵頤之際，如果能適量且選取適合自己體質的肉品，相信，不只能滿足味蕾也可以照顧到身體健康，畢竟，藥補不如食補好。

食材	豬肉	羊肉
別　　名	豚	羖
性　　味	鹹，微寒	甘，熱
功　　效	潤腸胃、豐肌體、澤皮膚、補腎氣虛竭。	補虛勞、益氣血、開胃健力。李東垣云：人參補氣，羊肉補形。

豬肉

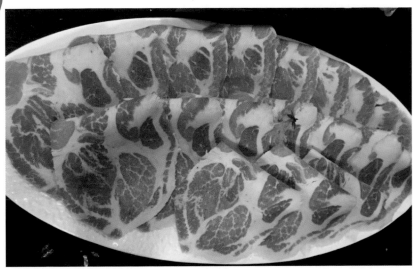

羊肉

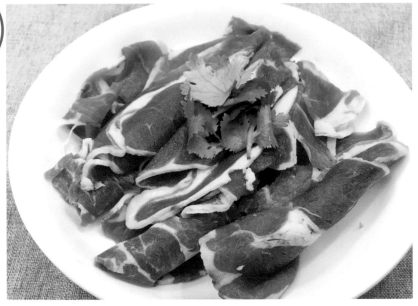

空污、霾害亂糟糟，
保養身體莫輕忽

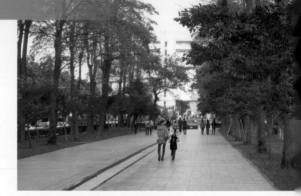

　　空污、霾害一直是擾人的問題，它可能會造成我們生理不適，出現如眼睛紅癢、過敏咳或是皮膚癢的現象。所以外出時，除了一般的防曬措施，適量補充水分外，呼吸道的保護也相對重要，如適時配戴口罩，儘量減少在空污環境下長時間活動，若身體不適，請記得就醫等。

　　中醫有所謂「肺主皮毛」的觀念，可利用入肺經的中藥材來保養呼吸道及皮膚。

　　以下分享兩道利用此概念，並加入當令蔬果入菜的養生藥食膳：

百合枇杷雞

營養分析

熱量 (Kcal)	356
總碳水化合 (g)	26
蛋白質 (g)	21
脂肪 (g)	17

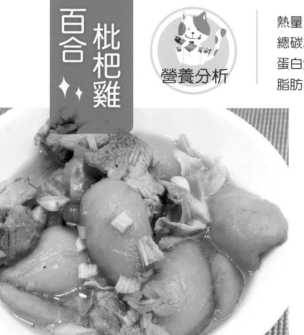

【藥食材】：百合3錢、枇杷100g、粗梗芹菜一支、雞肉200g、蒜頭3枚、醬油2T、米酒1T、糖6g。

【步　驟】：
1. 將藥食材洗淨，百合泡水備用，枇杷剝皮去籽、去蒂切兩半，芹菜切末，蒜頭拍碎備用。
2. 鍋子加入冷油放入蒜頭，炒至蒜頭略有香味，加入雞肉炒至肉變白色，倒入米酒稍微炒過。
3. 再放入百合、適量水、醬油及糖煮

滾，轉小火煮 20 分鐘後，放進枇杷續煮 5 分鐘，起鍋前，加入芹菜燜一下即可上桌。

【功　效】：潤肺寧心、溫中補虛。「枇杷」性味甘酸涼，可止渴、利肺氣、潤五臟；「百合」性味甘平，可潤肺寧心、解熱；「雞肉」性味甘溫，可溫中補虛、含蛋白質及維生素；「芹菜」含膳食纖維、β 胡蘿蔔素、維生素 A、C。

儀絜小叮嚀

一般入藥所使用的多為枇杷葉，而此道藥膳料理則使用的是枇杷果肉，除了為當令食材外，其也含有對肺部有益的成份，達到一兼二顧的調理效果。

鮮蔬藥膳 板豆腐

營養分析

熱量 (Kcal)	247
總碳水化合 (g)	26
蛋白質 (g)	21
脂肪 (g)	7.2

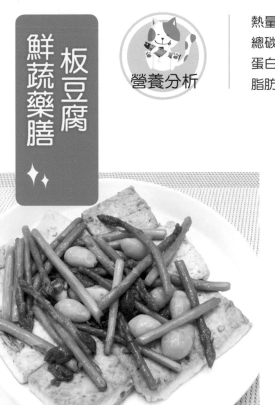

【藥食材】：鮮白果仁 3 錢、枸杞 2 錢、蘆筍 100g、板豆腐 200g、蒜頭 3 枚、醬油少量、鹽少量。

【步　驟】：
1. 藥食材洗淨，白果仁泡水後先煮（蒸）熟備用，蘆筍切段，板豆腐切塊，蒜頭拍碎備用。
2. 先將板豆腐煎至兩面金黃色，加入少許醬油煸入色、入味即可起鍋盛盤。
3. 鍋子洗淨擦乾，加少許油及蒜頭先炒香，再放入白果仁、枸杞、蘆筍炒熟加少量鹽巴拌勻關火，再放在剛剛已盛盤的板豆腐上面即可上桌。

【功　效】：清肝明目、益氣潤肺。「白果仁」性味甘苦平澀，可溫肺益氣、定喘咳；「枸杞」性味甘平，可清肝明目、益氣潤肺；「豆腐」性味甘鹹寒，可清熱、和脾胃、含蛋白質、鈣質；「蘆筍」含維生素 A、B、C、礦物質鐵、鈣、磷。

儀絜小叮嚀

以現代醫學觀點而言，白果仁含有蛋白質、胺基酸及維生素 B_{12}；不過值得留意的是其外種皮含有毒性成分，如白果酸、氫白果酸、白果酚、白果醇等，所以要注意白果仁不可生食及多食；中藥用來入藥使用的是烘乾過的白果仁。

※ 本文原載於 2016 年 4 月 17 日 自由時報 ・ 健康醫療版

有趣中藥小常識

白果、銀杏葉之比較

藥材	白果	銀杏葉
別　　名	白果仁、白果肉、銀杏	飛蛾葉、鴨腳子
來　　源	銀杏科（Ginkgoaceae）植物銀杏 *Ginkgo biloba* L. 已去除肉質外種皮的乾燥成熟種子	銀杏科（Ginkgoaceae）植物銀杏 *Ginkgo biloba* L. 的乾燥葉
性　　味	甘、苦、澀，平	甘、苦、澀，平
功　　效	溫肺益氣、定喘咳	促進血液循環，預防心血管疾病

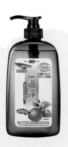

一滴淨洗碗精

選擇有法國 ECOCERT 認證的一滴淨洗碗精，食用安心，讓愛多一份保證！

白果

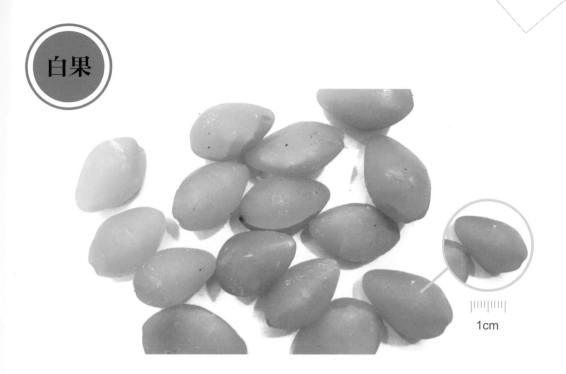

1cm

銀杏葉

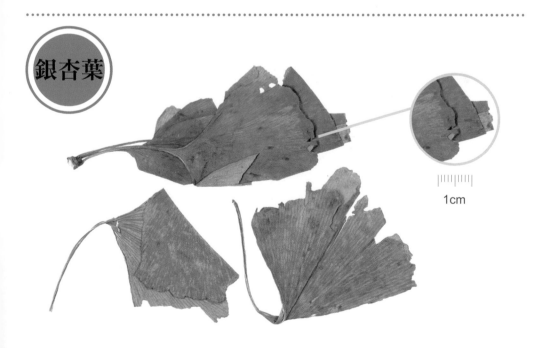

1cm

腸病毒吞嚥困難，
試試中藥藥食膳

　　夏季是腸病毒活躍的時節，有的人會出現發燒、咽峽腫痛伴隨小水泡或潰瘍，導致吞嚥不適，手腳出現皮疹、水泡，甚至會有更嚴重的症狀產生，若出現前述情形，就要儘快就醫。

　　只是有些患者會咽峽腫痛、吞嚥困難，這時就應避免吃熱、硬的食物，盡量選擇偏冷、軟、好入口的料理。

　　以下分享幾道好入口的藥食膳：

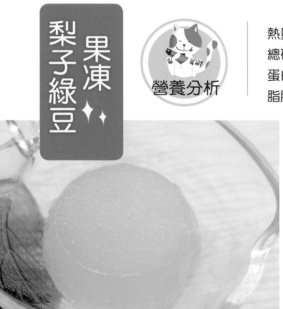

梨子綠豆果凍

營養分析

熱量 (Kcal)	387
總碳水化合 (g)	74
蛋白質 (g)	23
脂肪 (g)	1.2

【藥食材】：梨子一顆、毛綠豆 100g、吉利丁 10g、水 400c.c.（後兩者量約 1：40）。

【步　驟】：
1. 毛綠豆洗淨用適量水浸泡 30 分鐘後，放入電鍋，外鍋加一杯水蒸。
2. 等開關跳起，把梨子去皮切末（或丁），小心放入內鍋，外鍋再放入 1.5 杯水繼續蒸至跳起。
3. 吉利丁用少量冷開水泡開攪拌勻，取出梨子綠豆水過濾，待其溫度降

至 80 度，將吉力丁水緩緩攪拌入，再裝於適當容器，放涼即可放入冷藏，成形就可食用。

【功　效】：潤肺涼心、消痰降火。「梨子」性味甘微酸寒，可潤肺涼心、消痰降火；「綠豆」性味甘寒，可清熱解毒、利小便。

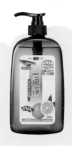

一滴淨洗碗精

陶瓷鍋餐具都含有毛細孔，更要慎選洗碗精，用一滴淨洗碗精，不必擔心石化清潔劑二次殘留。

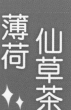

營養分析

熱量 (Kcal)	116
總碳水化合 (g)	30
蛋白質 (g)	0
脂肪 (g)	0

薄荷仙草茶

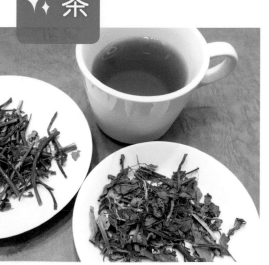

【藥食材】：薄荷 50g、仙草 50g、冰糖 2T。

【步　驟】：

1. 仙草及薄荷洗淨，加水煮滾轉小火續煮 30 分鐘即可關火。
2. 將茶飲過濾後加入冰糖即可。

【功　效】：清涼解暑、消散風熱。「薄荷」性味辛涼，治頭痛頭風、消散風熱；「仙草」性味甘淡涼，可清暑解熱、涼血解毒。

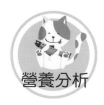

營養蒸蛋

營養分析

熱量 (Kcal)	288
總碳水化合 (g)	26
蛋白質 (g)	20
脂肪 (g)	12

【藥食材】：

＊「高湯組」：牛蒡 100g、高麗菜 100g、大骨 100g、番茄 100g。

＊鹽少許和雞蛋 2 顆。

【步　驟】：

1.將「高湯組」洗淨後，大骨汆燙、牛蒡去皮切段，加水煮滾後續煮 30 分鐘，加入鹽，即可關火，放涼後過濾。

2.打散蛋液後，將高湯跟蛋液以 2：1 混合，放入適當容器中，用中小火蒸 12-15 分鐘，關火取出，放涼即可食用。

【功　效】：補充營養。「牛蒡」性味苦寒，可發汗、利尿、幫助排便；「高麗菜」含維生素 B、C、K、鈣、鐵；「大骨」含蛋白質、鈣質；「番茄」含維生素 C、胡蘿蔔素。

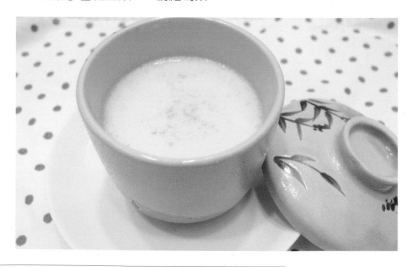

※ 本文原載於 2015 年 8 月 28 日 自由時報 • 健康醫療版

執業中藥不可不知的藥膳配方

羊奶頭紅棗湯

【藥　材】：羊奶頭 1 兩、狗尾草 1 兩、紅棗 2 錢、玉竹 3 錢。

【功　效】：開脾健胃、強筋壯骨。

【步　驟】：　1. 將藥材稍微水洗。

　　　　　　2. 雞肉去皮汆燙，將雞肉、藥材、米酒、1000c.c. 水放入鍋子。

　　　　　　3. 大火煮滾轉小火，續煮 20 分鐘後，加入少許鹽巴後即可關火。

【附　註】：去雞皮可減少油膩。

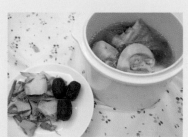

羊奶頭紅棗湯

首烏烏骨雞湯

【藥　材】：何首烏 5 錢、黃耆 2 錢、當歸 3 錢、川芎 3 錢、黨參 3 錢、炙甘草 1 錢、枸杞 2 錢、黃精 2 錢、麥門冬 2 錢、五味子 1 錢、黑棗 12 粒。

【功　效】：固腎烏髮、益氣養血、清肝明目。

【步　驟】：　1. 雞肉洗淨、汆燙去血水備用。

　　　　　　2. 藥材稍微過水，放入鍋內。

　　　　　　3. 加入雞肉、米酒及 1000c.c. 的水，大火煮開後轉小火續煮 30 分鐘，最後加入鹽巴即可關火起鍋。

【附　註】：一般認為補腎轉骨藥膳使用烏骨雞，取其是黑色入腎的觀念；但若以取材方便性考量，亦可用肉雞或仿土雞取代。

執業中藥不可不知的藥膳配方

燒酒蝦

【藥　材】：當歸3錢、川芎3錢、桂枝3錢、枸杞3錢、甘草3片、生薑3片、米酒2T、麻油2T、蒜頭3枚。

【功　效】：溫胃明目、幫助發奶。

【步　驟】：1. 將當歸、川芎、桂枝、枸杞、甘草等藥材加600c.c.的水，大火煮滾後轉小火，續煮20分鐘後關火備用。
2. 蝦子洗淨剪鬚去腸泥備用。
3. 生薑、蒜頭洗淨拍碎。
4. 麻油小火稍炒，放入生薑及蒜頭炒到有香氣出來。
5. 放入蝦子及米酒快速拌炒，放入做法1的藥材水，小火煮5～8分鐘入味即可關火上桌。

【附　註】：若火氣大者，請用一般食用油取代麻油。

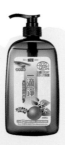

一滴淨洗碗精

使用含99.5%綠本（植物）元素一滴淨洗碗精來清潔餐具、食材，藥膳料理過程更放心。

常見實用／
藥膳範例

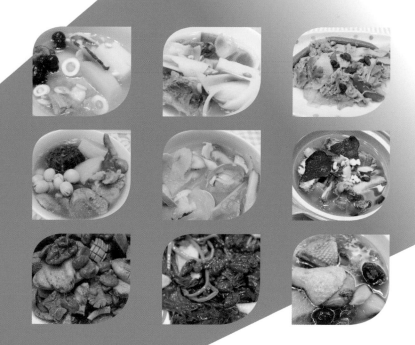

道地藥膳，顏色不一定烏漆嘛黑

天氣逐漸變冷，在傳統觀念中，總有一種「吃補就能強身」的說法，所以有許多人都會藉由吃薑母鴨、燒酒雞、羊肉爐、十全藥燉排骨等，來暖和身子，但要提醒的是，要注意吃得安心且健康。

很多人認為，藥膳就是要看起來「烏漆嘛黑」、湯頭聞起來有中藥味。其實這是因為坊間常使用燉煮之後顏色會偏深色的藥材，如熟（生）地、何首烏、杜仲等。

有趣的是，不論在小吃店或餐廳幾乎每家都標榜著自家是「使用數種（甚至數十種）中藥材或獨門秘方烹飪」，乍聽之下好似將中藥性味發揮得淋漓盡致，但是，這些「主廚」是否真的是用藥專業人士？再加上現在的藥材價格幾乎居高不下，所以是否真的是地道藥材？可達到所謂的「養生」？可能需要進一步了解。

嚴格說來，中藥材是天然且顏色是多元的，所以，並不是顏色烏漆嘛黑的才是道地的藥膳。藥膳湯頭的顏色是會隨著所使用藥材的搭配不同而改變的，建議民眾可以請專業的中醫師或藥師，隨著季節變化，並針對個別體質，將藥材做加減方調配，相信能煮出一道真正美味且兼顧健康的藥膳料理。在此分享一道簡單可口的「開脾」藥膳：

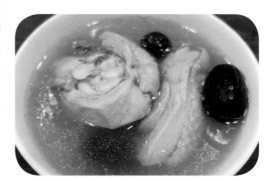

狗尾草雞湯

【組　　成】：通天草（又名狗尾草）、大棗。

【功　　效】：開脾健胃、除濕。

【步　　驟】：　1. 建議先將雞肉汆燙。

2. 狗尾草藥材洗淨，放入適量清水及酒煮滾後，轉小火，繼續煮一段時間，建議可將藥材先撈起，再將雞肉、大棗放入燉煮 30 分鐘。起鍋前，可斟酌加入少量鹽巴後關火。

※ 本文原載於 2013 年 11 月 28 日 自由時報・健康醫療版

中秋烤肉，搭中藥茶飲顧腸胃

中秋節是闔家團圓的日子，難免會吃月餅、鳳梨酥等應景食物，也有人會烤肉過節，提醒大家若是吃烤肉，最好先吃蔬菜類，再吃海鮮、肉類等食物，以降低整體攝取量；不要吃烤焦或沒烤熟的食物，才能顧及腸胃健康。如果過度進食，出現腸胃脹氣、消化不良時，不妨試試坊間常見的中藥茶飲：

青梅茶

【組　成】：青梅 3 顆、茶葉 1 小匙。

【功　效】：「青梅」性味酸澀平，可開胃、生津止渴；「茶葉」性味甘苦微寒，可消食、去除痰熱、利大小便。

【步　驟】：先將茶葉熱水汆燙過，捏破梅子，加滾水燜 5 分鐘，加入少許冰糖（若為醃漬青梅可不加糖）。

【儀絜小叮嚀】：請在飯後服用，勿空腹飲用。

麥芽茶

【組　成】：麥芽 1 兩。

【功　效】：「麥芽」性味甘平，可行氣消積、健脾開胃，對於澱粉類消化幫助大。

【步　驟】：建議打成粉直接沖泡，或加水煮滾後，轉小火 10 分鐘關火。

【儀絜小叮嚀】：哺乳婦女忌服，避免退奶。

桂花烏梅山楂茶

【組　成】：烏梅、山楂、桂花、陳皮（等量）。

【功　效】：「烏梅」性味酸澀溫，可生津止渴、清熱解毒、對肉食消化幫助大；「山楂」性味酸甘微溫，可健脾行氣、消食磨積；「桂花」性味辛溫，可生津化痰；「陳皮」性味辛溫，可祛痰、消脹氣。

【步　驟】：藥材加水煮滾，關火，燜 10 分鐘，加入少許冰糖。

【儀絜小叮嚀】：請在飯後服用，勿空腹飲用；若為腹瀉軟便者慎服。

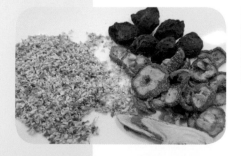

其實，多吃就更應該多運動，搭配適當的飲水量，是維持健康不二法則，這樣才不用擔心假期過後，身材會跟著圓起來。

※ 本文原載於 2014 年 9 月 3 日 自由時報・健康醫療版

身體也要換季，除濕、健脾～四臣湯

用「春天後母心」這句話，來形容最近早晚溫差變化大且潮濕悶熱的天氣應該十分貼切，值得留意的是，當周邊環境溫、濕度不易掌控，加上衣著、飲食或生活作息稍不留意，這樣就容易造成身體的不舒服，如心情煩躁、食慾減退或是過敏現象、頭痛，甚至是中暑、感冒…。

為了避免上述不適症狀，除了注意天氣，穿著合宜外，記得適量適時補充水分，保持居家通風；環境潮濕時利用除濕機或冷氣除濕外，平常也可以利用中藥材適時幫自己或家人做保養。

在此推薦一道可以除濕健脾胃且適合全家食用，為臺灣傳統藥膳的代表「四神湯」跟大家分享：

四神湯

【組　成】：芡實、蓮子、山藥、茯苓。

【功　效】：利濕、健脾胃、固腎、補肺氣、養心安神。

【步　驟】：　1. 豬肚需事先處理，藥材過水瀝乾。
2. 將處理好豬肚切片，先用米酒及水燉煮 20 分鐘，再放入藥材，續煮 40 分鐘。
3. 起鍋前，加入少許鹽巴。
4. 食用前再滴幾滴米酒，可提升香氣。

儀絜小叮嚀

1. 本道藥膳使用豬肚燉煮，但豬肚清洗十分費時，建議可用豬小排替代。
2. 另外山藥可用新鮮山藥替換，味道更可口。
3. 可加入適量的當歸或川芎來增加藥材香味。
4. 忙碌的人，也可使用電鍋燉煮法，可省去看顧的時間（外鍋放置 2～2.5 杯的水，內鍋水需淹過食材）。
5. 坊間賣的四神湯大多添加了薏仁，但孕婦不建議食用薏仁。

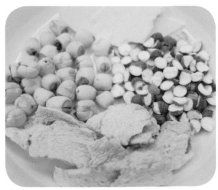

四神湯之組成藥材

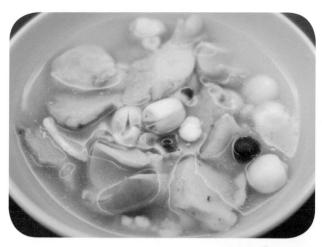

以豬肚燉煮的四神湯

市售四神湯多以豬小腸燉煮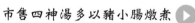

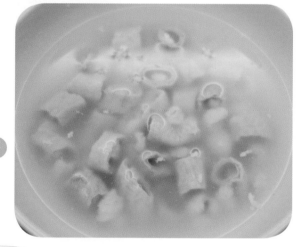

有趣中藥小常識

　　談及四神湯的有趣由來，坊間則有幾種版本，不過以語音四「臣」湯較為可信些，相傳清朝乾隆皇下江南，在一旁隨側伺候的四位愛臣由於日夜操勞，相繼病倒。經高人開出「淮山、蓮子、芡實、茯苓等量燉豬肚」的藥方，四人服用後即痊癒，乾隆大悅，昭告天下「四臣，事成！」，從此「四臣湯」在民間廣為流傳，而閩南語發音中「臣」和「神」為同音，以訛傳訛，久則積非成是。

※ 本文原載於臺中市藥師公會 中都藥師雙月刊第九期

冬令進補，當歸飲食料理輕鬆做

由於連續降雨，讓今年的冬天感覺起來特別寒冷，新聞媒體、報章雜誌也都因為這股寒流，一窩蜂的介紹各式各樣的進補美食。所謂的藥膳，就是希望利用藥材跟食物的烹煮後，能讓身體達到保健的美味料理，而在冷颼颼的天候中，利用藥膳來進補暖身，也成為現代人的一種飲食習慣。其實，簡易的藥膳，自己就能輕鬆完成，以下就分享兩道以當歸為主軸的茶飲及料理：

當歸黃耆大棗茶

【來　　源】：以中藥補血湯為基礎。
【組　　成】：當歸、黃耆（1：5）、大棗。
【功　　效】：補氣補血。
【步　　驟】：將上述材料加適量水煮或電鍋蒸；上班族可用滾燙開水悶泡 30 分鐘，再飲用。
【建　　議】：以個人體質調整適當藥材比例。
【注意事項】：素食者適用，火氣旺者少服。

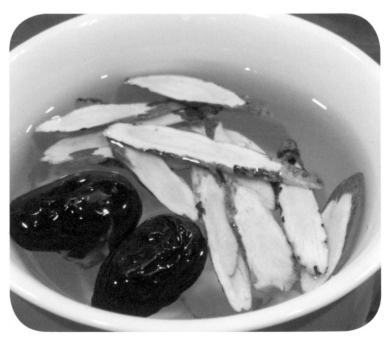

成品

當歸枸杞小排麵線

【來　源】：以中藥當歸湯為基礎，今用小排，因考量有些對羊肉羶味抗拒者且其含有鈣質。

【組　成】：當歸、枸杞、川芎、小排、開陽白菜、麵線、米酒。

【功　效】：補血、滋補明目、活血行氣。

【步　驟】： A. 先將麵線及開陽白菜煮熟後，放置等待。

　　　　　　 B. 排骨氽燙撈起，將當歸、枸杞、川芎、小排、米酒加適量水，烹煮約 20 分鐘，即可熄火。

　　　　　　 C. A ＋ B 即完成。

【建　議】：若體質虛弱者，可將大白菜改為高麗菜；麵線先稍微過水，可減少鹽分。

【注意事項】：火氣旺者少服。睡眠品質不佳者，建議白天食用。

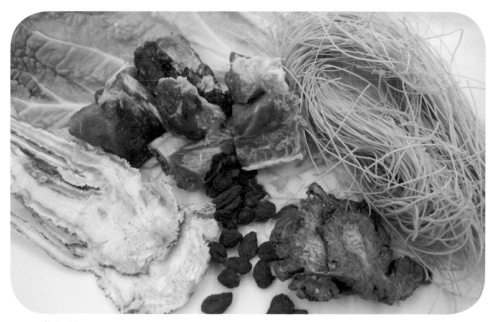

藥食材

　　　　每個人都有適合的藥膳可以飲用或食用，只要使用對的藥材及食材，相信要兼顧美食與健康就不會再是難事了。

※ 本文原載於 2012 年 12 月 31 日 藥師週刊 1802 期

情緒低落，切勿忽略

　　全臺灣民眾最近的心情都不太好受！從澎湖空難到南高雄的大氣爆災難，經由媒體報章的連續性報導，每天打開報紙、電視映入眼簾的大多是讓人悲傷難過的內容。

　　臨床上發現，民眾的反應都是看到救災人員、受災戶好可憐，甚至說：「我不太敢看新聞耶。」這都代表著心情已受到這些事件影響，輕微的可能是當下情緒抒發就沒事，但嚴重的可能會影響到生活甚至睡眠品質，那如何改善前述情況呢？

　　建議盡量避免一個人或重複看災難情況報導；心情低落時要找親友聊天訴說；利用早晨或傍晚散散步；適量的曬曬陽光；盡量避免吃如巧克力、咖啡、茶等刺激性飲食；若有餘力，記得多關心身邊親友。相信這樣都是有正面的能量提升。

　　中醫藥在安定情緒用藥上，也是頗有幫助的，今就中藥的觀點分享一道簡單的安心茶飲供參考：

安心茶飲

【來　　源】：以中藥湯劑甘麥大棗湯為基礎。

【組　　成】：浮小麥 1 兩、（炙）甘草 2 錢、大棗 2 錢。

【功　　效】：「浮小麥」性味甘涼，可除熱止汗、養心除煩；「大棗」性味甘溫，可補脾益氣，減緩倦怠；「（炙）甘草」性味甘平，改善失眠心悸、躁擾不安。

【步　　驟】：將前述材料加適量水煮約半小時或用電鍋外鍋 1.5 杯水量蒸。

儀絜小叮嚀

茶飲藥材可依個人體質調整適當劑量比例外，亦可有下列加減調整藥材參考：

1. 較易口乾舌燥者：「茯苓」性味甘淡平，可安心寧神、利水消腫；「蓮子」性味甘澀平，可清心寧神、健胃補脾。
2. 較易手腳冰冷者：「龍眼肉」性味甘溫，可養心補血、安神益智。

3. 無法容易入眠者：「酸棗仁」性味甘酸平，可除煩止渴、改善虛煩不眠。

　　不過，若真的心情低落到已明顯影響現實生活，建議還是得找合格中醫師就診，因為體質概分為「寒、熱、虛、實」等不同症狀，得由醫師正確量身開藥，藥師用藥把關，才是照顧身體健康的不二法門。

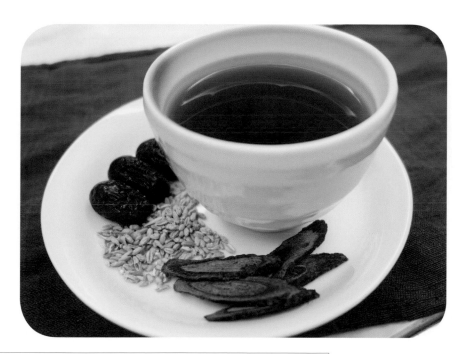

※ 本文原載於 2014 年 8 月 16 日 自由時報 · 健康醫療版

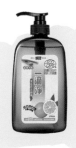

一滴淨洗碗精
選擇有法國 ECOCERT 認證的一滴淨洗碗精，食用安心，讓愛多一份保證！

炎炎夏日，抗暑料理簡單做

炎熱的夏天，氣溫飆升，常令人有無法消受的感覺，冷氣、電風扇儼然成為抗暑的必備工具，但是大家可能都忽略了一點，除了暴露在豔陽底下的人外，長時間待在冷氣房的民眾，若急速離開涼爽環境走出戶外，這時候體溫調解中樞無法適時作用，也一樣會導致中暑。

中暑的症狀有很多，輕者如頭痛、頭暈、全身發熱、噁心、反胃、拉肚子、無法順利排尿，甚至小便灼熱疼痛，無法入眠、血壓飆高⋯，嚴重的可能會導致熱衰竭而失去生命（如最近洪性下士就因此過逝），所以，千萬不能輕忽這症狀的危險性。

除了，平常已知的防曬須知外，也可以從日常飲食保健做起，今就以牛蒡及仙草兩種食藥材，做幾道抗暑的簡單料理分享：

牛蒡排骨湯

【組　　成】：牛蒡（根）、薑片、排骨、大棗、米酒、鹽。
【功　　效】：發汗、利尿；含胺基酸，維生素 B_1、B_2、C，亦富含纖維質有助於排便。
【步　　驟】：排骨先汆燙，牛蒡刮去外皮切片，再將上述材料一起下鍋，燉煮約 30 分鐘，起鍋前再加少許鹽巴。
【建　　議】：以個人體質調整適當藥材比例。
【注意事項】：牛蒡偏涼寒，加入薑片及大棗除了降低寒性，亦有提味的功效。

成品

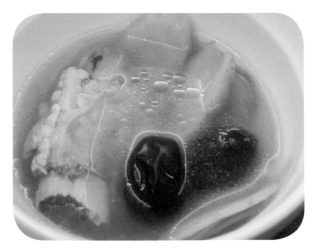

牛蒡炒三絲

【組　成】：牛蒡、黑木耳、紅蘿蔔、香菇、鹽。

【功　效】：除了牛蒡本身功效；黑木耳具滋補、益氣、活血、補血、潤燥等功效；
　　　　　　香菇含胺基酸；胡蘿蔔富含 β 胡蘿蔔素。

【步　驟】：先把木耳、香菇泡軟後，將上述材料去皮切絲；若素食者用香菇柄炒
　　　　　　香後其他再下鍋炒；葷食則可先用蒜頭爆香。

【注意事項】：坊間常見涼拌牛蒡，但腸胃較弱或敏感者，建議吃熱食，而牛蒡可
　　　　　　泡少許醋避免變黑（若為馬上烹煮可省略此步驟）。

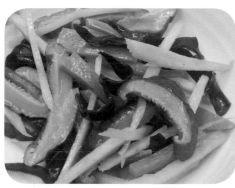

◀ 牛蒡炒三絲成品

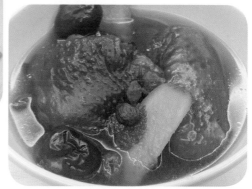

▲ 仙草雞湯成品

仙草雞湯

【組　成】：仙草乾、雞肉、大棗、枸杞、
　　　　　　米酒、鹽。

【功　效】：清熱、涼血、降血壓。

【步　驟】：將仙草洗淨，雞肉汆燙。仙草先煮 20 分鐘後撈起仙草渣，再放入雞肉、
　　　　　　大棗、米酒煮 30 分鐘，起鍋前依序加入枸杞、鹽巴後，即可關火。

【建　議】：以個人體質調整適當藥材比例。

【注意事項】：寒涼體質建議切薑片一起入鍋燉。

　　　炎炎夏日，若能選擇適當的食藥材，還是可以輕鬆吃出讓身體清爽無負擔的美
味藥膳。

※ 本文原載於 2013 年 7 月 29 日 藥師週刊 1829 期

藥食膳補冬、看體質好過看天氣

面對早晚偏冷的氣溫，在身體的照護保健上，除了注意衣服穿著是否合宜，睡眠要維持充足，喝水量不能少外，飲食的調理也很重要。

在傳統觀念中，每年從節氣「立冬」後，就應該利用吃補來調養身體，但是隨著氣候的變遷，建議還是選擇適合體質的藥食膳，才能真正達到「補冬補嘴空」的美意。

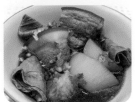

成品

香氣藥膳滷五花

【組　成】：黨參 3 錢、川芎 2 錢、當歸 2 錢、甘草 1 錢、八角 1 枚、花椒 0.5 錢、桂枝 1 錢、小茴香 1 錢、黑胡椒 1 錢、枸杞 2 錢、麥冬 3 錢、蒜頭 5 枚、帶皮五花肉 300g、腐竹 50g、白蘿蔔 150g、米酒 2T、醬油 5T、冰糖 6g。

【功　效】：益氣生津、健胃潤肺。「黨參」性味甘平，可補中益氣、生津養血；「甘草」性味甘平，可養心潤肺健脾、調和藥性；「麥冬」性味甘微苦寒，可清心潤肺、瀉熱除煩、行水生津；「八角、花椒、小茴香、黑胡椒」性味辛溫／辛熱，可芳香健胃、散寒理氣；「白蘿蔔」性寒，含維生素 C、礦物質、膳食纖維；「腐竹」含蛋白質；「豬肉」含蛋白質、鐵質。

【步　驟】：1. 將上述藥材用過濾紙包裝，五花肉汆燙後切塊、白蘿蔔削皮切大塊、蒜頭剝膜後拍碎。

2. 將藥材包、五花肉、腐竹、米酒、醬油、冰糖、蒜頭放入鍋中加入適量的水，大火煮滾後轉小火煮 30 分鐘後，小心加進白蘿蔔、續煮 10 分鐘即可關火上桌。

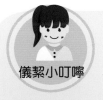

儀絜小叮嚀

肉骨茶是東南亞著名的美食料理，有趣的是肉骨茶其實不是茶，而是加入帶骨的肉燉煮成中藥湯品。坊間有多種肉骨茶配方，依其風味不同，整理其重要調味元素有下列 4 種藥食材：胡椒、豉油（黑醬油）、中藥酒、蒜頭；此道藥膳是將坊間肉骨茶的調味元素概念運用在滷肉上，讓肉骨茶烹飪上更多元；建議可視天氣及體質調整藥食材比例；而白蘿蔔含維生素 C，不宜久煮，建議採後下。

藥食膳的

另一種簡單選擇

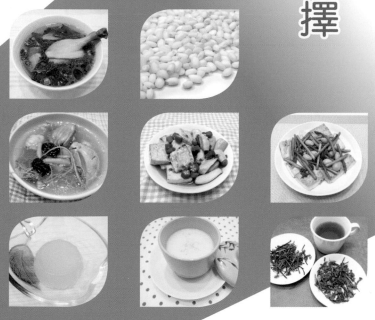

前言

　　中醫藥是老祖先的智慧傳承，相信大家都了解在身體治療調理上，需找合格的中醫師，經過把脈問診後，再量身開方，是調養照顧健康的最佳的方式。

　　不過也常會有讀者會問到，為甚麼坊間都能看到，如加味四物雞、四神豬肚湯、薑母鴨、燒酒蝦、藥燉排骨等含中藥材的藥膳調理包的販售呢？這是因為衛福部公告有兩項規範各為「215 種可同時提供食品使用之中藥材」；「可供食品使用原料彙整一覽表」為依據，所以賣場及量販店能看到上述燉包原由在此。而市售燉包琳瑯滿目，怎麼選擇比較放心呢？在此跟讀者分享這幾年國內中藥製藥大廠慢慢在推廣安心藥材的概念及進展方向。

第一節 認識安心藥材

　　自從食安風暴後，民眾如何選擇安心安全的藥、食材一直蔚為話題，而國內的中藥製藥大廠，因應市場上的需求改變，也陸續加入安心藥材的推廣行列，如科達、順天堂、勝昌、港香蘭、莊松榮等。臺灣地區大約有六成以上的民眾會使用中藥材，而「藥食同源」的觀念也在我們的飲食文化中處處可見，因此中藥材安全的問題也相對受到重視。在中藥 GMP 管理結合食品安全的理念下，安心藥膳的觀念也隨之萌生。國人所使用的中藥材約有 95% 來自中國，兩岸已於民國 99 年簽署「海峽兩岸醫藥衛生合作協議」，雙方同意採取措施，保障輸往對方的中藥材需符合品質安全的要求，而此份協議於民國 100 年生效。有鑒於國人使用之中藥材主要來自中國大陸，衛福部於民國 106 年 1 月 1 日實施修正「應施輸入查驗中藥材之相關查驗規定」，擴大中藥材邊境查驗品項，計 21 項進口量大中藥材實施書面審查，其中紅棗等 16 項中藥材實施書面審查及抽批檢驗，以確保中國大陸輸入之中藥材符合我國品質安全要求，保障民眾健康。

　　而值得一提的是：國內許多知名業者也都一一推動原料溯源系統，落實自主化管理。例如國內某企業率先建立其品牌的安心標章（如 SAA），以此標章提供消費者選購產品的安心證明，看見SAA 安心標章，代表產品經過專業科學分析與符合多項國家檢驗標準，並將各批產品的檢驗報告透明化呈現。安心看得見，健康更有保障。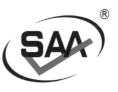

目前衛生福利部對於市售中藥材分為兩類管理：

第一類：菊花、蓮子、白木耳、龍眼肉、烏梅乾、百合、枸杞、山藥、薄荷、

芡實、山楂、肉豆蔻、草豆蔻、砂仁、黃精、絞股藍（七葉膽）、小茴香及八角茴香等十八項市售中藥材，其異常物質限量標準及檢驗方法，比照食品衛生安全衛生管理等相關標準及規定。（衛生福利部一百零五年一月十四日衛部中字第一〇五一八六〇〇二八號令）

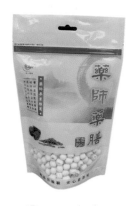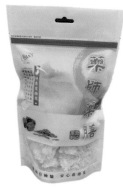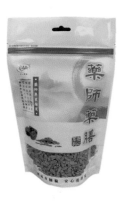

關於第一類部分，藥師團體在安心藥材的把關理念下，近年推出「藥師藥膳」的專屬包裝，極受民眾青睞。（依序為蓮子、白木耳、枸杞）

第二類：其他市售中藥材：依據衛生福利部相關中藥材之公告管理。

而所謂的安心藥材是依據相關政府管理法規和業者自我把關標準，執行下列的九種檢驗項目，合格後始能上市：

一、一般檢測　　　　　　　　　　六、黃麴毒素檢測

二、基原鑑定　　　　　　　　　　七、重金屬檢驗

三、二氧化硫殘留檢驗　　　　　　八、農藥殘留檢測

四、抽提物和精油含量檢測　　　　九、指標成分檢驗

五、TLC 鑑別

第三節 相關藥食膳產品

茲將市面上有的「安心藥食膳」產品（圖：安心藥膳示意圖）的配方及相關資訊整理如下提供參考，民眾選購料理時，建議可依個人葷素習慣，選擇適宜的食材

搭配，葷食材料建議可用排骨、雞肉、羊肉、豬腸、豬肚等，素食材料建議使用菇類（金針菇）、豆類（豆皮、豆腐）、蓮藕、紅蘿蔔、芋頭、栗子等。另外，也可將燉湯搭配麵線、米粉、麵條、水餃等，或將湯汁淋於白飯上均可。

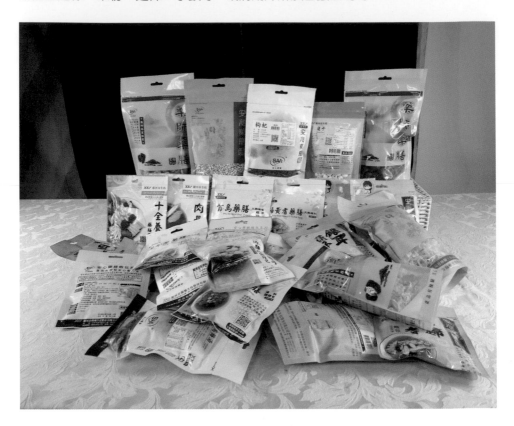

品名	內容物	使用方法	注意事項
四神湯・湯料調理包	薏苡仁、芡實、蓮子、山藥、茯苓、川芎	鍋中加入清水6碗（約1500c.c.），待水滾後放入所有藥食材，轉小火燉煮至材料熟透，起鍋前斟酌以食鹽或其他調味，另可添加少許米酒，風味更佳。	孕婦請遵照醫師指示。
肉骨茶・燉包	黨參、川芎、當歸、甘草、花椒、桂皮、小茴香、羅漢果、黑胡椒、陳皮、枸杞、麥冬、紅棗	鍋中加入清水4～6碗（約1000～1500c.c.），待水滾後放入燉包，同時加入其他食材，轉小火燉煮約30分鐘，起鍋前斟酌以食鹽或其他調味，另可添加少許米酒，風味更佳。	(1)內含桂皮孕婦忌食。 (2)適合冬天寒冷或手腳冰冷者食用。
銀耳蓮子・湯料調理包	蓮子、紅棗、銀耳（白木耳）、枸杞、冰糖（蔗糖）	除了冰糖以外，將其他材料以清水稍加沖洗，再放入鍋中加入冷水6碗（約1500c.c.），煮沸後轉小火燉煮至材料熟透（至少60分鐘）。加入適量冰糖調味，風味更佳。	如冬天使用時，建議可加入生薑片一起燉煮。
四物加味・燉包	當歸、黃耆、甘草、川芎、桂皮、白芍、陳皮、熟地、紅棗、枸杞	鍋中加入清水4～6碗（約1000～1500c.c.），待水滾後放入燉包，同時加入其他食材，轉小火燉煮約30分鐘，起鍋前斟酌以食鹽或其他調味，另可添加少許米酒，風味更佳。	月經來量多者，建議月事結束後再服用。

品名	內容物	使用方法	注意事項
十全大補・燉包	當歸、川芎、白芍、熟地、黨參、白朮、茯苓、甘草、黃耆、桂皮、紅棗、枸杞	鍋中加入清水 4～6 碗（約 1000～1500c.c.），待水滾後放入燉包，同時加入其他食材，轉小火燉煮約 30 分鐘，起鍋前斟酌以食鹽或其他調味，另可添加少許米酒，風味更佳。	(1) 內含桂皮孕婦忌食。 (2) 月經來量多者，建議月事結束後再服用。
首烏靈芝・燉包	黃耆、當歸、黨參、桂皮、甘草、玉竹、靈芝（固態培養）、白首烏、紅棗、熟地	鍋中加入清水 4～6 碗（約 1000～1500c.c.），待水滾後放入燉包，同時加入其他食材，轉小火燉煮約 30 分鐘，起鍋前斟酌以食鹽或其他調味，另可添加少許米酒，風味更佳。	(1) 內含桂皮孕婦忌食。 (2) 睡眠品質不好者建議不要過當宵夜服用。 (3) 白首烏（牛皮消）為蘿藦科植物，學名為 *Cynanchum auriculatum Royle ex Wight*，其「根」被列為「可供食品使用原料」。
山楂烏梅湯・湯料調理包	山楂、烏梅、羅漢果、甘草、決明子、砂糖（蔗糖）	山楂稍微沖洗後，將全部藥材放入鍋中加 2500c.c. 的水，大火煮滾轉小火續煮 30 分鐘，起鍋前加入砂糖攪拌均勻即可。	腸胃敏感者，建議加水稀釋飲用。

※ 本表格參考資料來源：http://www.nvbp.com.tw

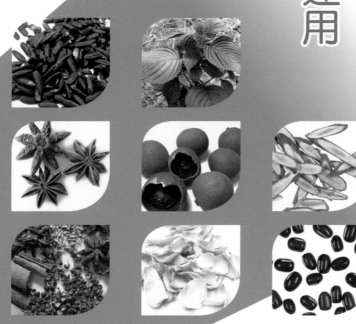

戀戀四季／
與藥食膳之運用

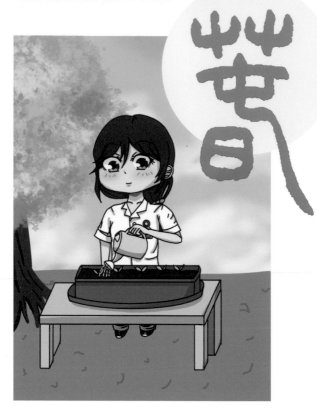

春眠不覺曉，處處聞啼鳥。
夜來風雨聲，花落知多少？

唐孟浩然 《春曉》

古詩詞意境：

春眠不覺曉，處處聞啼鳥。

夜來風雨聲，花落知多少？（唐孟浩然《春曉》）

春天代表萬物慢慢從寒冷中甦醒，為春暖花開，草木萌芽之際。

◎中醫藥理論而言～春天身體調理著重在保肝！即為自律神經系統

藥材	枸杞、菊花、當歸、川芎、白芍、荷葉、靈芝、山楂、決明子、天麻、麥芽、薑黃
食材	韭菜、蔥、莧菜、甜椒、洋蔥、花椰菜、甜豆、豌豆、萵苣、薺菜、油菜、菠菜、香椿、春筍、茼蒿、豆苗、蒜苗。
藥膳	首烏靈芝雞湯、天麻燒鱸魚、當歸黃耆羊肉湯

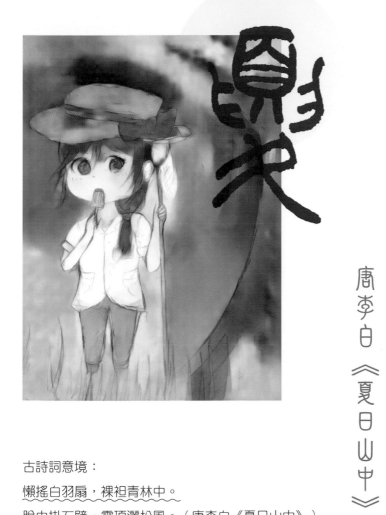

懶搖白羽扇，裸袒青林中。

脫巾掛石壁，露頂灑松風。

唐李白《夏日山中》

古詩詞意境：

懶搖白羽扇，裸袒青林中。

脫巾掛石壁，露頂灑松風。（唐李白《夏日山中》）

夏天為萬物茂密生長蓬勃，但因多為炎熱多雨，讓人容易心浮氣燥。

◎中醫藥理論而言～夏天身體調理著重養心！即為心血管循環系統

藥材	茯苓、浮小麥、酸棗仁、桂枝、淡竹葉、龍眼肉、蓮藕、西洋參、五味子、蓮子心
食材	空心菜、苦瓜、絲瓜、蘆筍、大黃瓜、飽瓜，茭白筍、佛手瓜、南瓜、山蘇、龍鬚菜、竹筍、茄子、豇豆、黃瓜、桃、李、西瓜、檸檬、百香果。
藥膳	活力生脈飲雞湯、蘆筍白果煎豆腐、山楂烏梅汁

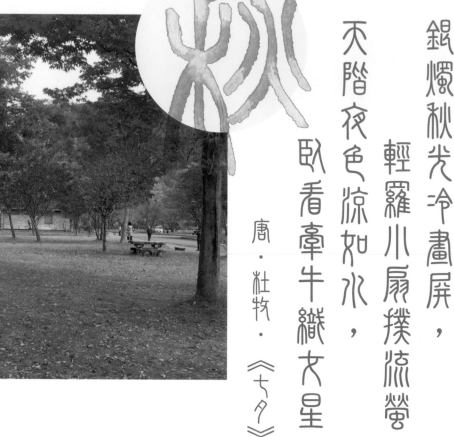

銀燭秋光冷畫屏，

輕羅小扇撲流螢。

天階夜色涼如水，

臥看牽牛織女星。

唐・杜牧・《七夕》

古詩詞意境：

銀燭秋光冷畫屏，輕羅小扇撲流螢。

天階夜色涼如水，臥看牽牛織女星。（唐・杜牧・《七夕》）

秋天萬物成熟為收成時令，但因秋老虎發威，使人過敏現象變明顯。

◎中醫藥理論而言～秋天身體調理著重潤肺！即為呼吸系統及皮膚器官

藥材	沙參、百合、麥冬、貝母、玉竹、白茅根、金銀花、胖大海、白木耳、黃耆、薏苡仁、藕節、薄荷。
食材	麻薏、秋葵、栗子、菱角、蓮藕、蓮子、豆角、芋頭、芥藍、山藥、白菜、扁豆、胡蘿蔔、黃瓜、百合、柚子、梨、木瓜。
藥膳	四神湯、銀耳蓮子湯、百合沙參排骨湯

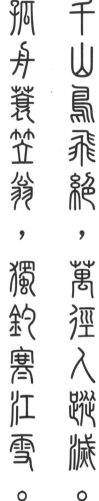

千山鳥飛絕，萬徑人蹤滅。

孤舟蓑笠翁，獨釣寒江雪。

唐・柳宗元・《江雪》

古詩詞意境：

千山鳥飛絕，萬徑人蹤滅。

孤舟蓑笠翁，獨釣寒江雪。（唐・柳宗元・《江雪》）

冬天為萬物收藏，天氣由涼轉寒，讓身體循環變慢變弱之際。

◎中醫藥理論而言～冬天身體調理著重固腎！即為泌尿生殖系統及骨骼器官

藥材 山藥、天門冬、杜仲、何首烏、胡桃仁、蓮子、豬苓、黑豆、鹿茸、芡實、女貞子、熟地黃。

食材 大白菜、花椰菜、大蒜、胡蘿蔔、蘿蔔、甜豆、芹菜、芥菜、萵苣、白菜、油菜、菠菜、芥藍、荸薺、橙、橘子、甜柿、甘蔗。

藥膳 加味四物雞湯、十全大補排骨湯、肉骨茶滷五花

參考文獻 （依作者或編輯單位筆劃順序排列）

1. 王世民，2004，中醫方藥手冊，北京市：人民軍醫出版社。

2. 王付，2004，用方臨證指要，北京市：學苑出版社。

3. 江蘇新醫學院，1992，中藥大辭典（上、下冊），上海：上海科學技術出版社。

4. 行政院衛生署中華藥典中藥集編修小組，2004，中華中藥典，臺北市：行政院衛生署。

5. 吳瑪琍、孔增科，1993，中藥飲片鑑別（上、下冊），天津市：天津科學技術出版社。

6. 李永春，1996，實用中醫辭典，臺北市：知音出版社。

7. 李秀美、李學喜、周金生，2009，中國藥膳精選（第 2 版），北京：人民軍醫出版社。

8. 李昭瑩、王儀絜、黃世勳，2017，藥膳學，臺中市：文興印刷事業有限公司。

9. 李時珍［明］，1994，本草綱目，臺北市：國立中國醫藥研究所。

10. 李德茂，2010，中醫學概論，臺中市：中國醫藥大學中醫學院。

11. 李鐵男，2010，中藥方劑學（第 2 版），北京市：人民衛生出版社。

12. 卓大宏，2002，中藥臨床應用，惠州市：廣東人民出版社。

13. 林宗輝，2006，圖解中醫藥概論，臺中市：文興出版事業有限公司。

14. 施杞、夏翔，2002，中國食療大全，上海：上海科學技術出版社。

15. 徐國鈞、何宏賢、徐珞珊、金蓉鸞，1996，中國藥材學（上、下冊），北京：中國醫藥科技出版社。

16. 高學敏，2000，中藥學（上、下冊），北京市：人民衛生出版社。

17. 國家中醫藥管理局《中華本草》編委會，1999，中華本草（1～10 冊），上海：上海科學技術出版社。

18. 國家藥典委員會，2000，中華人民共和國藥典（一部），北京市：化學工業出版社。

19. 張賢哲、蔡貴花，1991，中藥炮製學，臺中市：中國醫藥學院出版組。

20. 陳世傑、林宗輝、黃世勳，2011～2013，中藥飲片彩色圖鑑：臨床常用 300 種（上、中、下），臺中市：臺中縣藥師公會。

21. 陳金火、黃世勳、吳坤璋，2013，臺灣常見易混淆中藥材圖鑑，臺中市：臺中市藥師公會。

22. 彭文煌、黃世勳，2010，中藥藥理學，臺中市：文興出版事業有限公司。

23. 黃世勳，2015，實用藥用植物圖鑑及驗方：易學易懂 600 種，臺中市：文興印刷事業有限公司。

24. 衛生福利部食品藥物管理署，2016，臺灣食品營養成分資料庫，https://consumer.fda.gov.tw/Food/TFND.aspx?nodeID=178。

25. 衛生福利部食品藥物管理署，2017，可供食品使用原料彙整一覽表，https://consumer.fda.gov.tw/Food/Material.aspx?nodeID=160#。

26. 謝文全，2004，本草學，臺中市：文興出版事業有限公司。

27. 闞甫仞、鄧正賢、李明明，2009，現代中藥學，臺中市：華格那企業有限公司。

國家圖書館出版品預行編目 (CIP) 資料

您從未吃過的創意美味藥膳：絜式獨創 56 道 / 王儀絜著
－－ 初版，　　　 －－ 臺中市：文興印刷，民 106.07
面；　公分 .　　　　　　　 －－（本草飲食；1）
ISBN 978-986-6784-29-3（平裝）

1. 藥膳　2. 食譜

413.98　　　　　　　　　　　　　106011486

本草飲食 01（PY01）

您從未吃過的創意美味藥膳：絜式獨創 56 道

出　版　者	文興印刷事業有限公司
地　　　址	407 臺中市西屯區漢口路 2 段 231 號
電　　　話	(04)23160278
傳　　　真	(04)23124123
E - m a i l	wenhsin.press@msa.hinet.net
網　　　址	http://www.flywings.com.tw
作　　　者	王儀絜
攝　　　影	王儀絜、黃世勳
繪　　　圖	何岱芸、楊硯安
發　行　人	黃文興
總　策　劃	賀曉帆、黃世杰
美 術 編 輯 封 面 設 計	銳點視覺設計 (04)22428285
總　經　銷	紅螞蟻圖書有限公司
地　　　址	114 臺北市內湖區舊宗路 2 段 121 巷 19 號
電　　　話	(02)27953656
傳　　　真	(02)27954100
初　　　版	中華民國 106 年 7 月
定　　　價	新臺幣 320 元整
I S B N	978-986-6784-29-3（平裝）

歡迎郵政劃撥　　戶　名：文興印刷事業有限公司
　　　　　　　　　　帳　號：22785595

後記：儀絜清潔食材、鍋碗瓢盆的好幫手
食補VS食材、餐具的真正洗淨－食安分享

您從未吃過的 創意美味藥膳 作者：王儀絜藥師大頭貼

在歷經食安風暴後，大家都知道要細心購買食材，但您知道嗎？除了小心翼翼選擇安全食材的同時，在清洗碗盤、蔬果時也需要留意，因為不適當的清潔劑會造成二次殘留，容易造成身體負擔，實為可惜！

或許讀者也會好奇，儀絜在烹飪美味養生藥膳後，鍋具及餐具都如何清洗呢？一次偶然機會中，在好同學的強力推薦下，接觸到了一滴淨洗碗精。從試試新產品心態開始，到成為一滴淨的愛用者，除了儀絜親身使用上的認同外，還有一主要原因，是一滴淨洗碗精榮獲法國ECOCERT認證，是目前台灣第一個取得此證書的產品。由於洗碗精若不慎選，恐會有化學清潔劑二次殘留問題。所以，有國際證書保證的楓康一滴淨，會是清潔食材、食具最佳的選擇，在此跟大家分享。

以下將廠商所提供的一滴淨相關資訊整理出來，供各位親愛的讀者參考！

一. 認清洗碗精的食安：

(1)選對洗碗精 才能真正守護家人！

(2)根據國外媒體報導，清洗碗盤12次後仍有0.03%清潔劑殘留，換算下來，三年等於累積一瓶洗碗精，好可怕呀！

(3)根據有機誌報導，一般洗碗精得用水沖洗過35次以上，才能真正零殘留！

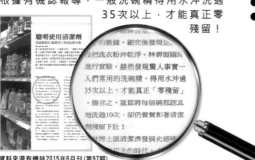

資料來源有機誌2015年6月刊(第97期)

(4)自己DIY製作洗碗精，立意雖好，但小心化學藥劑藏在細微中！您很難發覺(例：果皮是否有農藥殘留?起泡劑及酒精潛藏石化疑慮?)

★請小心！切勿洗淨了餐具、蔬果，卻造成洗碗精2次石化殘留！

★不必費周章，選用擁有法國ECOCERT驗證標章的一滴淨，您可不擔心殘留！

二. 符合 ECOCERT ECOCERT標章的條件說明：

1.法國ECOCERT是國際性認證權威，是自然·環保·品質的指標。

2.保證產品95%以上自然植物成份(綠本元素)。(一滴淨含99.5%)

3.必須印有標章，才是真正100%ECOCERT認證(只有少部份原料獲ECOCERT認證，不能用此 ECOCERT 標章，切勿混淆)。

4.保證從原料溯源都須符合進銷存的管控。

5.保證每年兩次嚴格審核流程(定期與不定期審核)。

法國ECOCERT驗證證書

不擔心殘留
讓愛多一份保證！

三. 一滴淨食品用洗碗精成份來源說明：

1.標示上的學名，其來源皆自然植物的衍生物。

2.其中含蘆薈植萃10%(一般化妝品才含0.2-2%)。

3.來自100%柑橘或檸檬植萃精油(非香精)。

四. 一滴淨通過多項檢驗及認證：

●法國ECOCERT驗證
●含美國FDA認可成份 ●經SGS檢驗
●中華驗證(原中華有機協會)

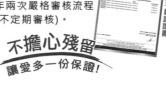

溫馨提示：
全部成份經ECOCERT驗證，才能使用 ECOCERT 標章，才是真正ECOCERT驗證。

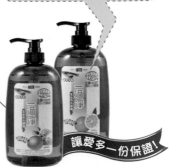

99.5%
綠本元素
（植物成份）

讓愛多一份保證！